DE LA

FIÈVRE PUERPÉRALE

DEVANT

L'ACADÉMIE IMPÉRIALE DE MÉDECINE DE PARIS.

LIBRAIRIE MÉDICALE DE GERMER BAILLIÈRE.

Ouvrages du même auteur.

Généralités sur l'état morbide. Paris, 1834.   1 fr. 50

Coup d'œil sur la médecine philosophique, 1835.   3 fr. 50

Traité de philosophie médicale. Paris, 1839. Un fort volume de 550 pages; ouvrage autorisé par le ministre de la guerre pour les hôpitaux militaires.   6 fr.

Mémoires sur la fièvre typhoïde, sur l'homœopathie, sur l'action médicatrice de la musique.   2 fr.

Hygiène des femmes nerveuses, ou Conseils aux femmes pour les époques critiques de leur vie. 1 vol. grand in-18 de 540 pages, 2e édition, 1844.   3 fr. 50

Le même, traduction allemande par le docteur Weyland. Weimar, 1844.   5 fr.

Notice historique sur Trouville-les-Bains,   1 fr. 50

Guide médical du baigneur à la mer.   3 fr. 50

Traité de la science médicale (histoire et dogmes), comprenant un précis de méthodologie ou de médecine préparatoire; un résumé de l'histoire de la médecine, suivi de notices historiques et critiques sur les écoles de Cos, d'Alexandrie, de Salerne, de Paris, de Montpellier et de Strasbourg; un exposé des principes généraux de la science médicale, renfermant les éléments de la pathologie générale. Ouvrage autorisé par LL. EExc. les ministres de la guerre et de la marine. Un fort volume de 644 pages.   8 fr.

Esprit du vitalisme et de l'organicisme, ou examen critique des doctrines médicales des écoles de Paris et de Montpellier.   2 fr.

Institutions d'Hippocrate ou Exposé dogmatique des principes traditionnels de la médecine, textuellement extraits des œuvres d'Hippocrate et méthodiquement coordonnés dans les termes mêmes de la traduction classique; œuvre d'analyse et de synthèse présentant les dogmes de la science et de l'art, l'histoire naturelle des maladies, les règles de l'hygiène et de la thérapeutique, les premiers tableaux des maladies et quelques fragments de philosophie et de littérature médicales. Édition de bibliothèque précédée d'une notice sur les livres hippocratiques et suivie d'une dissertation sur la médecine, envisagée dans les différentes phases de développement et de perfectionnement qu'elle a parcourues depuis son origine jusqu'à nous sous les noms de naturisme, hippocratisme, vitalisme. (*Sous presse.*)

Paris. — Imprimerie de L. MARTINET, rue Mignon, 2.

DE LA

FIÈVRE PUERPÉRALE

DEVANT

L'ACADÉMIE IMPÉRIALE DE MÉDECINE

DE PARIS

ET DES

PRINCIPES DU VITALISME HIPPOCRATIQUE

APPLIQUÉS A LA SOLUTION DE CETTE QUESTION

PAR LE DOCTEUR

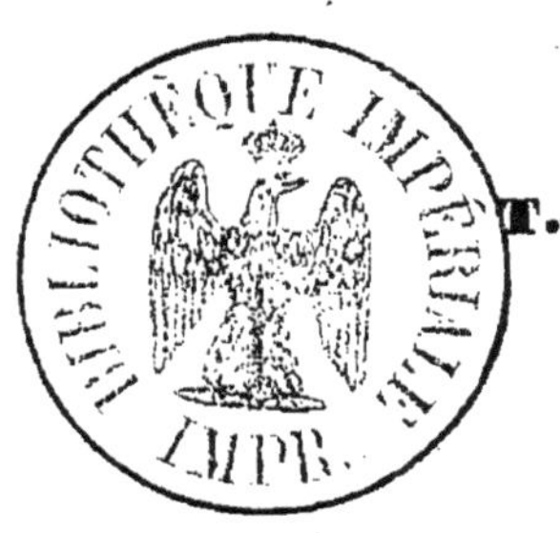

T.-C.-E. Édouard AUBER

Chevalier de la Légion d'honneur

Errare humanum est ambulare diabolicum.

PARIS

GERMER BAILLIÈRE, LIBRAIRE-ÉDITEUR

RUE DE L'ÉCOLE-DE-MEDECINE, 17

1858

AVANT-PROPOS.

—

Medicina autem in philosophiâ non fundata res infirmata est.   (BACON.)

Toute science repose sur des principes, se fortifie par le développement de ses principes et se propage par de saines traditions. La médecine suit elle-même cette loi fondamentale, et cette loi devient à la fois la source de ses progrès et de sa grandeur. En effet, la médecine vit de ses propres institutions; elle s'enrichit de leurs applications, et elle trouve dans ses traditions séculaires la force nécessaire pour résister à la tourmente des faux systèmes et aux entraînements des innovations irréfléchies.

Imbu de ces vérités que nous respectons comme un héritage paternel, nous nous sommes fait un devoir depuis vingt-cinq ans de propager et de défendre les principes de la médecine traditionnelle, soit dans les

journaux scientifiques, soit dans des livres didactiques
dont la composition a absorbé les plus fortes années de
notre vie.

Ainsi nous avons publié : en 1835, un *Mémoire sur
la médecine philosophique* ; en 1839, un *Traité de
Philosophie médicale* ; en 1853, un *Traité de la science
médicale* ; et tous ces livres ont contribué à répandre
la bonne doctrine par la haute et savante critique dont
ils ont été l'objet particulier de la part des écrivains
les plus éminents au nombre desquels nous aimons à
citer : les docteurs Bessière, Bourdin et Brochin; le
professeur Bouisson (de Montpellier); les docteurs Blan-
chard; Isidore Bourdon et Bousquet de l'Académie impériale de médecine; les docteurs Ed. Carrière, Cerise ;
le professeur Costes (de Bordeaux) ; le docteur Amédée
Dechambre; les professeurs agrégés Farrat et Quissac
(de Montpellier); les docteurs Ferrein, Foucart ; le professeur Gaussail (de Toulouse) ; les docteurs Amédée
Latour, Munaret ; le professeur Pétrequin (de Lyon) ;
les docteurs Félix Roubaud, Villemin, Verger, Sales-
Girons, M. Peisse et le professeur Tourdes (de Strasbourg).

Enfin dernièrement, après la discussion solennelle
qui a eu lieu à l'Académie sur le vitalisme et l'organisme, nous avons exposé les données de la science

sur cette matière dans une brochure dont le succés est venu nous fortifier dans l'espoir que nous avions conçu d'un prompt retour de l'opinion aux saines traditions dont on ne s'écarte jamais sans tomber dans l'impuissance et la déconsidération ; car, comme le disait naguère une des gloires de la littérature française : « Ceux qui s'imaginent que le passé en face du présent est la mort en face de la vie, se trompent ; ils nient leurs destinées et leur honneur, et cette grossière erreur les conduit à leur perte ou à un abaissement absolu. »

Le travail que nous soumettons aujourd'hui aux hommes de bonne foi, a pour objet de fixer l'attention sur l'anarchie qui nous épuise ; de montrer qu'en médecine aussi *la pyramide est renversée*, et, enfin, de démontrer une fois de plus l'impérieuse nécessité d'avoir en médecine des principes fixes et inviolables. Du reste, ces principes existent; ils constituent la science instituée par Hippocrate, et, comme l'a dit avec une raison profonde M. le professeur Pétrequin : « C'est vraiment une chose remarquable que de toutes les sciences, la médecine soit la seule qui ait eu la force de traverser tous les âges et d'arriver jusqu'à nous sous l'auréole d'Hippocrate! » Cela prouve au moins que le vitalisme possède la vie des grandes vérités, car pour avoir résisté à des attaques qui se renouvellent sans succès depuis deux mille ans, il faut absolument ou que le génie de ses détracteurs soit bien faible, ou que le mythe soit bien fort.

Quoi qu'il en soit, l'occasion est belle pour en parler, car les flots toujours montants du vitalisme annoncent assez qu'on revient avec ardeur à l'esprit ancien.... Et qu'on ne vienne pas nous dire que tout est consommé, parce que l'énorme bruit a cessé dans l'enceinte officielle de la rue des Saints-Pères?... Nous savons au contraire, qu'on entend au dehors une clameur générale, et que l'opinion répète chaque jour davantage, qu'il y a des vérités essentielles à reprendre et des principes féconds à conserver.

Espérons donc que notre voix sera entendue et qu'elle relèvera le courage de ceux qui, en présence du cataclysme qui menace la médecine, ont encore une juste confiance en ses nobles destinées.

Éd. AUBER.

DE LA

FIÈVRE PUERPÉRALE

DEVANT

L'ACADÉMIE IMPÉRIALE DE MÉDECINE DE PARIS

Qu'est-ce que la science, si le souvenir des faits
antérieurs ne vient à propos renouer le présent au
passé.   (ZIMMERMANN.)

La question de la fièvre puerpérale est vieille comme le monde, vieille comme le premier enfant!... Aussi, pour la connaître à fond, faut-il l'étudier chez les anciens et chez les modernes, en comparant les principes qui ont eu cours autrefois avec ceux qu'on agite aujourd'hui et qu'on voudrait faire prévaloir! Tel est le but que nous allons essayer d'atteindre.

Reportons-nous en 1798; l'École de médecine de Paris brillait alors de tout son éclat; elle citait avec orgueil les noms de ses professeurs, Baudelocque, Boyer, Cabanis, Chaussier, Corvisart, Deyeux, Dubois, Fourcroy, Hallé, Lallement, Percy, Pinel, Richard, Sabatier, Thouret.... Et véritablement ces illustres maîtres formaient une pléiade dont l'auréole projetait de vives lumières sur les deux hémisphères. Cabanis professait l'histoire de la médecine; Thouret professait la doctrine d'Hippocrate; J. Sue professait la bibliographie médicale; c'était enfin l'âge d'or du haut enseignement, des grands principes, des saines traditions et de la synthèse scientifique...

Voyons donc ce qu'on pensait à cette époque de la fièvre puerpérale, et consultons à ce sujet une thèse qui fut soutenue par un neveu de Lecat, médecin à Rouen, cette patrie des Lepecq de la Cloture, des Thouret, des Flaubert et des Blanche! Disons d'abord un mot du récipiendaire : c'était un homme distingué et très instruit ; aussi la foule était-elle grande au grand amphitéâtre le jour où il soutint sa thèse, car, malgré le niveau de la République qui régnait alors, le diplôme de docteur était encore un titre de noblesse et la soutenance d'une thèse un acte de chevalerie. — L'argumentation, présidée par Cabanis, fut des plus vives et des plus éloquentes, et le candidat, reconnu maître, reçut le bonnet de docteur aux applaudissements de l'assemblée.

Soixante ans se sont écoulés depuis..... ; et cependant la thèse poudreuse et oubliée du D͞r X. va nous servir pour dresser l'inventaire de la science en ces temps historiques vers lesquels notre génération lymphatique et distraite porte ses regards avec un si grand dédain.

Voilà, par ordre de déduction logique, les principaux corollaires de cette thèse remarquable, eu égard à tant d'ébauches prétentieuses et creuses qui paraissent de nos jours !...

DISSERTATION SUR LA FIÈVRE PUERPÉRALE.

> La fièvre aiguë des femmes en couches est souvent mortelle.
> (HIPPOCRATE.)

I. — La fièvre puerpérale, autrement dit la fièvre aiguë des femmes en couches, est une maladie connue dès l'origine de la médecine. Elle a été désignée sous différents noms depuis Hippocrate jusqu'à Willis, qui l'a nommée fièvre puerpérale, moins pour créer un nom nouveau que pour lui donner celui qui lui convient. Et véritablement les termes de fièvre puerpérale, qui signifient tout uniment fièvre des nouvelles accouchées, indiquent parfaitement les seules circonstances dans lesquelles cette maladie se développe, et ils sont en cela bien préférables à ce flux d'épithètes : fièvres laiteuse, utérine, miliaire, etc., que les auteurs ont tour à tour appliquées à l'affection puerpérale qui peut revêtir plusieurs aspects différents, mais qui, au fond, conserve toujours son caractère spécial.

II. — Une femme en couches peut, comme toute autre femme, être prise de fièvre peu de temps après sa délivrance; il y a alors tout simplement fièvre après les couches, mais il n'y a pas fièvre puerpérale dans la véritable acception du mot, et il faut éviter de confondre cette fièvre coïncidente, soit avec les états puerpéraux, soit avec les accidents qui surviennent à la suite des couches.

III. — La fièvre puerpérale légitime est une fièvre éliminatrice; tantôt sporadique, tantôt épidémique, elle est rarement contagieuse, mais elle le devient sous l'action du génie épidémique. Elle diffère des autres fièvres par la nature de la cause qui la produit. Une fois déclarée, elle donne lieu à des inflammations qui ne se montrent que chez les femmes en couches, et seulement pendant les premiers jours qui suivent l'accouchement. Ces inflammations sont caractéristiques, en ce sens qu'elles offrent un air de famille et une tendance particulière à produire des mouvements exsudatoires.

IV. — Hippocrate attribuait la fièvre aiguë des femmes en couches à la suppression des lochies ou du lait, et au transport de ces humeurs sur le ventre, sur le cerveau ou sur la poitrine. « Les lochies, disait-il, qui s'arrêtent chez les femmes nouvellement accouchées annoncent une mort prochaine, si l'*humeur* s'altère et se fixe sur un organe noble. »

Mercatus attribuait cette maladie à la suppuration de l'utérus ; Mercurialis pensait qu'elle était produite par la métastase du lait ; quant à Willis, il disait que pour se rendre compte de la nature de la fièvre puerpérale, il fallait posséder une idée complète des trois choses suivantes : 1° de la génération du lait et de sa métastase ; 2° de la purgation maternelle ou du flux des lochies ; 3° de l'état de l'utérus après l'accouchement et de son influence sur les autres parties du corps.

V. — Col de Villars et Fontaine sont les auteurs qui ont décrit avec le plus d'exactitude les lésions produites pendant la fièvre puerpérale. Toutes les autopsies leur ont démontré l'existence d'une sérosité laiteuse épanchée tantôt dans la cavité du ventre, tantôt dans le cerveau ou dans la poitrine. Ils ont trouvé du lait caillé à la surface des intestins et des dépôts laiteux situés tant à l'intérieur qu'à l'extérieur. Lamothe a eu l'occasion d'ouvrir plusieurs femmes qui avaient succombé à l'épidémie qui a regné à Rouen et à Caen en 1715, et il a constaté dans les intestins la présence d'une sérosité blanchâtre ayant l'aspect du lait caillé. Levret et Puzos ont signalé dans d'autres circonstances les mêmes effets, et Bordeu lui-même, le célèbre Bordeu, rapporte qu'il a vu des infiltrations abondantes et des dépôts nombreux dans lesquels il a reconnu un liquide semblable à du petit-lait. Enfin, dans les épidémies qui ont régné à Berlin en 1770 et en 1780, on a pu recueillir, dans le péritoine et dans les interstices des circonvolutions intestinales, une grande quantité de sérosité et beaucoup plus de matière purulente que le travail inflammatoire n'en fournit ordinairement.

Il résulte de ces observations que l'épanchement d'un liquide blanchâtre et de flocons solides de même couleur, attenants aux intestins, sont les produits que l'on rencontre le plus ordinairement chez les femmes qui sont mortes de la fièvre puerpérale, et qu'on ne les trouve jamais, ni au même degré, ni dans les mêmes conditions chez les femmes qui ont succombé à la suite des autres fièvres.—Concluons donc que la fièvre puerpérale consiste dans un trouble notable déterminé par l'épanchement, ou le transport de matières laiteuse ou lochiale susceptibles de produire plusieurs effets morbides à la suite desquels la fièvre puerpérale se déclare.

En dehors des causes en quelque sorte familières qui produisent la fièvre puerpérale, il y a évidemment des causes spéciales qui amènent le même résultat. Elles seules peuvent expliquer ces épidémies redoutables qui éclatent dans les grands centres de population, et, quelquefois au même moment, dans les contrées les plus éloignées les unes des autres, comme on en a eu des exemples en 1713, en 1731 et en 1735 et 1736! Quelles sont ces causes spéciales et foudroyantes? Nul ne le sait; Hippocrate s'écriait, en parlant d'elles : *Quid divinum !*

VI. —Les femmes enceintes sont sujettes à des plethores laiteuses. Aussi voit-on pendant la grossesse la surabondance du lait s'échapper par les seins; quelquefois aussi les principes constituants du lait sont rejetés, soit par les urines, soit par une salivation abondante, ou par des éruptions fugaces ou par des dépôts. Après les couches, il en est autrement; si la femme ne nourrit pas, ou bien si, nourrissant, son lait est trop abondant, il se porte sur divers organes importants, sur le péritoine, sur le cerveau, sur la poitrine, où sa présence excite des inflammations très graves et quelquefois la fièvre puerpérale.

VII. — La fièvre puerpérale se déclare ordinairement

peu d'heures après l'accouchement; elle prend le nom de
fièvre de lait si elle est éphémére; quelquefois elle n'apparaît que le troisième ou le quatrième jour, et plus rarement le
septième ou le huitième; elle frappe indistinctement les forts
et les faibles, les riches et les pauvres, mais plus souvent
les uns que les autres; elle débute par un ou deux frissons
accompagnés d'anxiété et d'un sentiment de tristesse et de
découragement; le visage est pâle et défait; les traits s'altèrent rapidement; les yeux, suivant la remarque d'Hippocrate, se couvrent d'une espèce de nuage; enfin une douleur
vive, aiguë, poignante, se fait sentir à l'un des hypochondres
ou à la région ombilicale; la tête devient douloureuse, le
pouls s'accélère, la respiration s'embarrasse; des nausées
et des vomissements fatiguent la malade, et alors survient le
symptôme en quelque sorte pathognomonique, je veux dire
la *siccité*, la sécheresse absolue, la déplétion complète et
subite des seins.

Dans le progrès de la maladie, le ventre se gonfle et se
balonne, mais sans tension; les viscères abdominaux paraissent mal contenus par les parties membraneuses qui ont
perdu leur ressort. Puis le dévoiement survient, et il
domine la fièvre par la fatigue extrême dans laquelle il jette
la malade; enfin, à une époque encore plus avancée, il
se fait des éruptions miliaires. On peut constater aussi
tantôt un assoupissement profond, tantôt, au contraire, un
délire furieux comme dans certaines fièvres cérébrales;
quelquefois la poitrine est envahie, et les accidents sont
aussi menaçants que dans les péripneumonies les plus
graves; dans d'autres circonstances, les états putrides ou
ataxiques se mettent de la partie et précipitent l'événement;
dans presque tous les cas, enfin, une diarrhée colliquative
se déclare, la faiblesse va sans cesse en augmentant et la
mort arrive du cinquième au onzième jour.

VIII. — Le traitement de la fièvre puerpérale se divise en traitement préservatif ou prophylactique et en traitement curatif.

IX. — TRAITEMENT PRÉSERVATIF. — Avant l'accouchement, recommandez l'exercice en plein air ; tenez le ventre libre et prescrivez une saignée dérivative à quatre mois et demi, si le tempérament et l'âge de la femme le permettent.

Après l'accouchement, ordonnez à la femme de donner le sein à son enfant, alors même qu'elle se proposerait d'en confier l'allaitement à une nourrice ; qu'elle continue ainsi pendant douze ou quinze jours au moins. Recommandez-lui de rester au lit pendant neuf jours, et de garder la chambre pendant quinze, en ayant soin de suivre un régime alimentaire bien réglé et d'éviter l'action des vicissitudes atmosphériques.

X. — TRAITEMENT CURATIF. — *Principiis obsta.* Agissez donc aussitôt que les premiers symptômes se manifestent ; ils débutent par un ou plusieurs frissons, par des coliques intenses et par une douleur très vive dans la région abdominale. Ici encore, faites donner le sein à l'enfant, afin d'activer la sécrétion laiteuse ; vient-elle à se supprimer, quelle qu'en soit la cause, faites appliquer immédiatement des ventouses sèches sur la poitrine et des fomentations émollientes sur le ventre. Avez-vous affaire à un embarras gastrique ? faites vomir ; à un embarras intestinal, purgez vite avec une boisson délayante aiguisée avec du sel d'Epsom; prescrivez en même temps des lavements et des injections vaginales. Enfin, si la fièvre est ardente, si les inflammations sont fort intenses, saignez, ou plutôt faites appliquer des sangsues à la vulve. Efforcez-vous aussi de prevenir l'état putride ou ataxique, et si malheureusement ils se déclarent malgré toutes ces précautions, combattez-les vigoureusement;

mais n'oubliez pas que l'indication culminante consiste à surveiller les mouvements critiques, afin de les favoriser conformément à cet aphorisme du père de la médecine : *Quò natura vergit, eo ducendum.*

Telles sont les propositions exposées dans la thèse de M. X.; elles résument en quelque sorte les opinions consacrées depuis la plus haute antiquité jusqu'à la fin du dernier siècle. Étudions à présent les théories des modernes, et cherchons les progrès que la médecine a faits ou du moins croit avoir faits depuis soixante ans!

RÉSUMÉ DES DÉBATS

QUI ONT EU LIEU A L'ACADÉMIE IMPÉRIALE DE MÉDECINE

A L'OCCASION DE LA FIÈVRE PUERPÉRALE.

In tympanis et cymbalis bene sonantibus.

Nous sommes en 1858, l'École de médecine de Paris n'existe plus, elle a été remplacée par la Faculté de médecine, qui brille universellement par l'absence de tout éclat philosophique. Les professeurs de la médecine moderne ne forment plus une pléiade, mais chacun d'eux est, à son sens, un astre lumineux par lui-même.

Il n'y a plus de cours d'histoire de la médecine, ni de cours de doctrine hippocratique, ni de cours de bibliographie médicale! Ce haut enseignement est devenu complétement inutile depuis qu'il est convenu, en ces lieux superbes, que tout professeur possédant constitutionnellement la science infuse, il suffit de le regarder pour être pénétré à l'instant même de la quintessence de toutes les vérités.

Dans un pareil état d'exubérance scientifique, il est évident qu'il n'y a point de question si ardue qu'on la suppose, qui ne devienne promptement familière et dont la solution puisse se faire longtemps attendre! C'est infailliblement ce dont nous allons nous convaincre, en suivant les débats qui ont eu lieu pendant quatre mois à l'Académie impériale de médecine, entre les professeurs et les académiciens les plus autorisés du monde médical parisien.

Nous ne dirons pas précisément ce que c'est que l'Académie de médecine. Tout le monde sait qu'elle a été créée

en 1820 par le docteur Portal, premier médecin du roi
Louis XVIII ; nous rappellerons seulement qu'elle remplace
trois Sociétés savantes dont elle a reçu les archives, savoir :
l'ancienne Académie royale de chirurgie, fondée en 1737
par Mareschal et de la Peyronie ; la Société royale de médecine, fondée en 1776 par Lassonne, premier médecin de
Louis XVI ; et, enfin, la Société de médecine, formée en
l'an VIII au sein même de l'Académie de médecine par le
ministre de l'intérieur. Du reste, tout le monde est d'accord
sur ce point, qu'on ne saurait légitimement lui appliquer
le mot de Fontenelle à l'Académie française : « C'est une
honnête fille qui n'a jamais fait parler d'elle ! » On sait, au
contraire, qu'elle fait *parler* d'elle, au moins une fois par
semaine dans les douze arrondissements de Paris..., *urbi et
orbi*. Rapportons donc ce qui s'est passé dernièrement à
cette Académie médicale, la plus célèbre de toutes par la
valeur individuelle de ses cent afférents.

Le 23 février 1858, M. Guérard, dont on connaît le caractère honorable et l'esprit scientifique, monta à la tribune,
et encore tout ému de la perte d'une malade qui venait de
succomber à la fièvre puerpérale, il évoqua les désastreux
effets de cette cruelle maladie en conjurant ceux de ses
collègues qui, par la spécialité de leurs études, méritent de
faire autorité dans la question, de vouloir bien apporter le
tribut de leur expérience à la solution des trois problèmes
suivants : 1° Quelle est la nature de la fièvre puerpérale ?
2° Quel est son mode de propagation ? 3° Quel est le traitement qu'on doit lui opposer ?

Malheureusement en développant son programme, ou
pour mieux dire en entrant lui-même en matière, M. le
docteur Guérard a, pour ainsi dire, cassé de prime abord
le cou à la question, par cette déclaration de principes vraiment foudroyante : « Quant au premier point, c'est-à-dire,
quant à la détermination de la cause de la fièvre puerpé-

rale, il est clair que les *hypothèses de la rétention des lochies et du lait,* ainsi que celles d'une phlegmasie franche, doivent être complétement *laissées en dehors.* » Ainsi, vous le voyez, M. Guérard efface d'un mot l'opinion de l'antiquité sur la fièvre puerpérale. C'est peut-être très courageux, mais ce n'est pas heureux. M. Guérard ajoute : « La question se réduit donc à ceci : 1° Quelle part doit-on faire aux phlegmasies locales dans la production de la fièvre puerpérale ? 2° La fièvre puerpérale est-elle due à une infection purulente ?» Cette double question ainsi posée a été acceptée sans réclamation par l'Académie.

Relativement à la première question, dit M. Guérard, il est prouvé que dans les attaques foudroyantes il n'y a aucune lésion et que, dans les cas ordinaires, les lésions ne sont pas toujours les mêmes. Il est bien établi aussi que les lésions que l'on a présentées comme étant les causes de la fièvre puerpérale sont, en réalité, secondaires, consécutives et tout à fait subordonnées à une cause primitive et générale. Quant à la deuxième question, il est évident que la phlébite et la lymphangite font défaut dans beaucoup de cas, et, qui plus, est que la phlébite peut exister et le pus remplir les veines utérines sans que la fièvre puerpérale se développe consécutivement.

Donc la fièvre puerpérale n'est pas une infection purulente, mais une affection produite par un virus qui infecte la mère ou l'enfant, isolément, simultanément, ou successivement.

On peut ranger tous les moyens curatifs à opposer à la fièvre puerpérale, sous quatre chefs principaux, qui sont : 1° les antiphlogistiques ; ils sont infidèles, insuffisants et quelquefois dangereux ; 2° les narcotiques et, en première ligne, l'opium. M. Guérard est revenu sur le compte de ce dernier : il n'agit, selon lui, qu'à haute dose et dès le début seulement, et encore pas toujours ; 3° le sulfate de quinine ;

il est recommandé par M. le docteur Beau et par M. Leudet
(de Rouen), mais en définitive l'opinion est loin d'être faite
sur son compte; 4° l'ipécacuanha; ce remède a été préco-
nisé par Doublet en 1782, par M. Tonnelé en 1830, et plus
tard par le professeur Désormeaux; on ne saurait néanmoins le regarder comme un spécifique, car Sydenham
rapporte qu'il a constamment échoué entre ses mains.

Ainsi donc le traitement de la fièvre puerpérale est nul
ou presque nul, d'où on peut conclure que la fièvre puerpérale est due à un principe morbifique qui domine toutes
les individualités, qui elles-mêmes réclament des traitements en rapport avec leur nature.

M. Depaul. — M. le docteur Depaul est un praticien émi-
nent, un esprit méthodique et fortement imbu de haute et
bonne philosophie. Pour lui, la fièvre puerpérale est une
fièvre essentielle résultant de l'altération primitive du sang.
Il voudrait qu'on la désignât sous le nom de typhus puerpéral, attendu que ce nom détruirait la confusion que jette
le mot puerpéral, en embrassant sous la même dénomination les divers états pathologiques, qui peuvent se déclarer
après l'accouchement. Quant aux preuves de l'essentialité
de cette fièvre, elles sont pour lui nombreuses et con-
cluantes.

La fièvre puerpérale se propage par infection; elle a des
symptômes particuliers qui la caractérisent; les voici tels
qu'ils ont été exposés par M. Depaul, qui nous a donné,
dans cette circonstance, un véritable modèle de description :

Dans l'immense majorité des cas, on peut reconnaître la
fièvre puerpérale aux signes suivants :

1° La simultanéité d'apparition de plusieurs symptômes
qui lui sont propres (il n'y en a pas de pathognomoniques);

2° L'époque où ils surviennent : premières heures après
le travail, très rarement après le huitième jour;

3° Frisson presque constant, unique dans beaucoup de cas et suivi de peu de réaction ; il manque rarement ;

4° La fréquence du pouls, qui est rarement au-dessous de 120, et souvent à 160, petit, dépressible, ondulant, bientôt filiforme; il se relève par instants pour se déprimer de nouveau ;

5° La chaleur de la peau est modérée et pas en rapport avec l'accélération de la circulation ;

6° La respiration est courte, anxieuse, entrecoupée de profondes inspirations ;

7° Les troubles passagers de l'intelligence, l'embarras de la parole ;

8° L'altération profonde du visage ;

9° Les douleurs péri-articulaires aux épaules, au coude, au poignet ;

10° Douleurs abdominales très variables quant à l'époque de leur intensité ;

11° Ballonnement du ventre ordinairement considérable et qui peut, en gênant les mouvements du diaphragme, occasionner la mort ;

12° Diarrhée abondante, bientôt involontaire ;

13° Vomissements jaunâtres ou verdâtres ;

14° Suppression des lochies et de la sécrétion du lait ;

15° Enfin, il faut tenir compte de cette circonstance qu'une *épidémie existe*.

Voilà les caractères propres de la maladie ; on ne peut la confondre, mais cette méprise est fréquente, qu'avec l'infection purulente, la fièvre putride et la fièvre typhoïde.

M. Depaul a certes très bien dit, mais nous craigons qu'il *n'ait trop dit*. Sa description, d'ailleurs très remarquable, est si large, si étendue, qu'elle embrasse non-seulement la fièvre puerpérale proprement dite, mais encore les états puerpéraux en général et la fièvre puerpérale épidémique en particulier.

Abordant la question du traitement, M. Depaul s'écrie :

« C'est un aveu triste à faire, mais je crois être dans le vrai en déclarant que le traitement de la fièvre puerpérale *est encore à trouver!*... Oui, cet aveu est amer et poignant, mais il est net et loyal; il est l'expression même de la vieille franchise de nos pères, honorablement continuée par un de leurs plus dignes successeurs. Du reste, cette sentence n'est réellement applicable, selon nous, qu'à ce que nous voulons bien appeler momentanément le typhus puerpéral... »

M. le docteur Depaul a terminé son discours en recommandant la dissémination des femmes en couches dans les hôpitaux, et la distribution des secours à domicile.

Dans un second discours qu'il a prononcé à la fin des débats, M. le docteur Depaul a vigoureusement et très scientifiquement repris la question. Il a combattu, avec toute la foi et la chaleur d'un croyant, les opinions de MM. Cazeaux, Trousseau et Beau, et, nous pouvons le dire hautement, il a relevé avec honneur le drapeau de l'essentialité, que des mains pures, mais débiles, avaient laissé tomber!...

M. Beau. — Fondateur *in partibus* du *Journal de médecine et de chirurgie*, M. le docteur Beau est un homme fort instruit et admirablement doué d'un esprit original, indépendant et prime-sautier. M. Beau ne veut pas voir une pyrexie dans la fièvre puerpérale; c'est pour lui une péritonite, *sui generis*, qui se développe sous l'influence d'une diathèse inflammatoire spéciale, qui emprunte sa gravité à l'étendue du travail inflammatoire et à l'état particulier de la constitution médicale.

Ainsi donc, vous comprenez : ce n'est point une pyrexie, c'est une phlegmasie; mais, notez-le bien, cette phlegmasie est le résultat d'une diathèse spéciale !... Nous en tirons cette conclusion, que la diathèse étant le point de départ de l'école essentialiste, comme l'inflammation est le point de départ de l'école localisatrice, M. le docteur Beau a en quelque sorte jeté un pont entre les hommes des deux camps, à l'effet de les arracher au sort malheureux du modeste *ami de Buridan*, qui, comme chacun sait, se laissa ingénument mourir de faim entre *deux réserves* satisfaisantes, hésitant toujours et 'courant sans cesse de l'une à l'autre jusqu'à extinction de la chaleur animale !...

Pour M. Beau, la phlébite et la lymphangite sont de simples manifestations de la diathèse puerpérale ; quant à la péritonite, tantôt utérine, tantôt généralisée, elle marche souvent de pair avec la tympanite abdominale, et cette complication entraîne à elle seule de grands dangers. Un péril plus grand résulte souvent des concrétions qui se forment dans le cœur ! Enfin la fièvre puerpérale peut présenter encore des phénomènes typhoïdes ; mais c'est alors le cas de rappeler que les symptômes typhoïdes se déclarent souvent à la dernière période des maladies qui doivent se terminer par la mort. Que d'enseignements divins dans ces données de l'observation accumulées par M. Beau, si le recueillement et la méditation voulaient en faire la critique !...

En fait de traitement, M. Beau préconise l'ipéca, et surtout le sulfate de quinine, dont il affirme avoir obtenu les meilleurs effets. Toutefois, dans son extrême loyauté, il s'écrie : « Guérit-on toutes les formes de la fièvre puerpérale avec du sulfate de quinine ? Évidemment non. Voici à ce sujet toute la vérité : Les péritonites limitées ou sous-ombilicales guérissent, mais les péritonites ombilicales et même les péritonites sous-ombilicales compliquées de concrétions polypeuses du cœur, ne guérissent pas. Donc, si on réserve le nom de fièvre puerpérale pour les formes graves, j'avoue, dit M. Beau, que pas plus que mes conrères je ne les guéris... *Multa paucis.* »

Dans une autre séance, M. Beau est revenu sur les bons effets qu'il a obtenus du sulfate de quinine ; alors un sérieux a dit tout bas : « C'est plus *Beau* que nature ! » Le mot a circulé, il a fait fortune, et le succès du sulfate de quinine est jugé... *à l'Académie bien entendu !*

M. Piorry. — M. Piorry, nous ne l'apprendrons à personne, est un esprit ingénieux qui réunit à un immense savoir une dialectique inexorable. De plus, M. Piorry est ce que nous appelons un caractère, ce qui fait qu'il a souvent à lutter contre les qualités de sa propre nature, dont on voudrait injustement lui faire un crime.

M. Piorry a des principes, et comme il sait les pousser résolûment jusqu'à leurs dernières conséquences, ses discours solennels reflètent presque toujours une teinte paradoxale, alors même qu'ils ne sont en réalité que l'expression imagée d'observations recueillies à l'étamine des faits. Enfin M. Piorry a une manière artistique d'exposer les faits qui imprime à sa physionomie un caractère antique. C'est ainsi que durant les débats de la question pendante, il a constamment présenté l'austère figure d'un autre Phidias préludant majestueusement à la statuaire de l'organopathie viscérale !

Que d'autres oublient follement ce qu'on doit à la science et à la verve du professeur Piorry ; plus juste à son égard, nous rendrons toujours un sincère hommage à son mérite et à ses nobles et chevaleresques efforts.

Loin de regarder la fièvre puerpérale comme une entité, M. Piorry ne reconnaît en elle qu'une série d'états anatomopathologiques dont les symptômes demandent une description spéciale et réclament chacun un traitement direct. Toutefois, parmi ces divers états morbides, il en est un, la galémie, autrement dit la fièvre de lait, que M. Piorry signale avec raison comme constituant la fièvre puerpérale par excellence, bien qu'on ne lui donne guère ce nom !

Ainsi donc, selon M. Piorry, la fièvre puerpérale n'est ni une fièvre essentielle, ni une maladie à venin spécial comme cause et à marche régulière et toujours la même ; mais c'est la maladie d'une femme qui est atteinte de quelques-uns ou du plus grand nombre des états organo-pathologiques suivants : une métrite grave et de cause septique, une phlébite partielle ou générale modifiée et aggravée par la présence des matières putrides accumulées dans l'utérus ; une péritonite utérique, une septico-péritonite, une septi-cémie, une pyémie, des pleurites, des arthrites, des eth-moïtes promptement pyogéniques ; des arrêts de matières fécales et de gaz dans l'intestin simulant des péritonites, une hypémie extrême résultant de la déperdition des liquides.

En considérant les faits de cette façon, ajoute M. Piorry, les indications rationnelles se présentent tout d'abord et se rapportent évidemment non pas à la maladie la fièvre puerpérale, mais à ses éléments constituants.

Nous ne saurions partager les idées de M. Piorry. Et d'a-bord, qu'est-ce que cette fièvre puerpérale aux longs traits qu'il vient de dessiner ? En vérité, nous avons cru voir la tête de Méduse ! C'est bien le cas de répéter avec le poëte : *Desinit in piscem affectio formosa superne...* En effet, la fièvre puerpérale de M. Piorry a tant d'aspects heurtés, qu'elle finit par n'en plus avoir. Aussi on aurait beau chercher sous le signalement donné l'expression particulière et la physionomie propre de la fièvre puerpérale classique, qu'on ne trouverait jamais *qu'une folle chose et un vain nom !* Ainsi donc, selon nous, M. Piorry a composé une fièvre puerpé-rale avec tous les symptômes qui apparaissent avant, pendant ou après cette fièvre, à titre de cause, de phénomènes, de conséquences ou de complications ; mais en définitive, il n'a pas dépeint la fièvre puerpérale sous ces traits spé-ciaux, caractéristiques et absolus. Répétons, pour être juste, que l'honorable professeur ne regarde nullement la fièvre puerpérale comme une *entité*, ainsi que nous l'avons déjà rapporté.

Faisons observer encore qu'il ressort de l'analyse de ces divers états, pour lesquels M. Piorry s'est vu plus d'une fois forcé de créer des mots, que les indications curatives ont toutes rapport moins à la *maladie puerpérale* proprement dite qu'à ce que M. Piorry appelle ses éléments constituants.

Suivez maintenant M. Piorry dans la lutte gigantesque qu'il entreprend contre chacun de ces états organopathiques, dont l'ensemble, selon lui, constitue la fièvre puerpérale (nous dirions volontiers le monstre puerpéral) et vous serez tristement édifié!... Vous vous demanderez, comment seul entre tous, après avoir parfaitement indiqué que la fièvre puerpérale n'est qu'une *fièvre de lait accidentellement* portée à son dernier paroxysme, M. Piorry s'est, en quelque sorte, laissé choir par la tangente!

Selon M. Piorry, les causes ordinaires de cette trombe d'états pathologiques doivent être rapportées à deux chefs principaux : aux fluides sanieux de la matrice et aux milieux infectants? Passant ensuite au traitement, M. Piorry nous dit :

« Que les auteurs qui se complaisent à faire des théories sur les maladies *unitaires* nous nomment donc le remède empirique qui leur a réussi? Qu'ils rappellent toutes les formules banales, tous les remèdes spéciaux qui ont été proposés, depuis l'opium et le mercure jusqu'à la quinine, et qu'ils nous prouvent, s'ils le peuvent, que les rares succès obtenus ont été dus à autre chose qu'à l'*action de l'organisme...?* » Entendez-vous? M. Piorry lui-même parle de l'*action de l'organisme;* encore un peu et il vanterait la puissance de la nature médicatrice!

« Qu'ils avouent, reprend M. Piorry, que le repos, les cataplasmes, les soins de propreté sont utiles pour l'utérite;

que la péritonite, quand il y a dans l'organisme assez de sang, est améliorée par les saignées locales, les fomentations aqueuses et les purgatifs doux ; qu'il est indispensable de nettoyer, au moyen d'injections doucement portées, la cavité utérine du sang et de la sanie putride qu'elle contient ; que l'on ne possède guère de moyens contre le caractère scepti-cémique et galémique de la péritonite, etc., etc. » Vous le voyez, il faut bien rendre cette justice à M. Piorry qu'il n'oublie rien ; qu'il pousse à fond l'analyse clinique, et qu'il est le seul à l'Académie qui ait fait une part à l'action du lait sur le sang (galémie) dans la fièvre puerpérale. Enfin, M. Piorry termine son discours en protestant avec une piquante ironie contre le vague des doctrines entretenues par le vague des mots. — Nous répondrons au savant professeur qu'il ne tient qu'à lui et à ses illustres collègues de faire cesser ce nébuleux état de choses ; qu'ils se concertent pour enseigner d'un commun accord les principes de la médecine traditionnelle, dont on ne dit plus rien à l'école depuis la suppression de la chaire de médecine hippocratique si brillamment occupée par Thouret ; qu'ils s'entendent pour que les élèves, selon le reproche amer du professeur Trousseau, récoltent sur les bancs de l'école *autre chose que de la poussière* (de la poussière de professeur) ; qu'ils impriment enfin à leur enseignement le caractère philosophique et critique qu'il doit avoir, et quand ils en seront arrivés là, il n'y aura plus à la Faculté de Paris, comme à celle de Montpellier, qu'unité de principe, unité de système et unité de but. Alors le vague des doctrines se dissipera comme par enchantement avec le vague des mots, et le sanctuaire officiel ne retentira plus désormais que des sons d'un concert harmonieux.

M. Hervez de Chégoin. — M. Hervez de Chégoin est un des praticiens de Paris qui joignent au plus grand savoir la plus parfaite modestie ; aussi sa parole est-elle toujours écoutée avec recueillement et respect.

M Hervez de Chégoin regarde la fièvre puerpérale comme une maladie distincte ayant ses caractères spéciaux et pouvant existent indépendamment de toute affection inflammatoire. Elle n'est due, pour lui, ni à la suppression des lochies, ni à celle du lait ; voici le raisonnement qu'il fait à ce sujet : « La fièvre puerpérale est-elle vraiment insaisissable dans son essence et dans son étiologie ? Est-elle aussi mystérieuse que le génie des épidémies et des fièvres éruptives ? Évidemment non ; est-il possible, au contraire, de produire à volonté une maladie présentant avec elle les plus intimes rapports de similitude ? Oui certainement ; eh bien ! donc, reconnaissons que la fièvre puerpérale est produite par une cause parfaitement saisissable et qui consiste, tantôt dans la présence de caillots retenus et putréfiés dans la matrice, tantôt dans la putrescence même de la matrice. »

Ce qui a jeté de l'obscurité et de la confusion sur la nature de la fièvre puerpérale, c'est qu'on a voulu la rapporter à une seule et même forme, et qu'alors on a pris pour des phénomènes inexplicables, ce qui se rapporte à des causes différentes dont les résultats finissent, en effet, par se confondre, mais dont les symptômes primitifs, le point départ et la marche ne sont point les mêmes.

M. Hervez de Chégoin décrit ensuite avec le plus grand soin la fièvre puerpérale putride, et la fièvre puerpérale purulente et leurs différences ; puis il trace le traitement à suivre contre ces maladies, qui offre trois conditions importantes à remplir, savoir : 1° l'élimination de la cause morbifique ; 2° la neutralisation de cette cause dans le cas où on n'aurait pas réussi à l'éliminer ; 3° la mise de l'organisme en état de résister à l'action de la cause toxique. — On doit employer dans ce triple but, les injections, les purgatifs et les sudorifiques ; — l'art consiste à savoir choisir entre ces divers moyens... Eh bien! dit M. Hervez de Chégoin, la règle est toute tracée par cet aphorisme d'Hippocrate : *Quò natura vergit, eo ducendum.* On s'attachera donc à reconnaître les tendances de la nature et on ne se décidera à agir qu'en raison des efforts que fait la nature pour se débarrasser soit par les selles, soit par les urines, — car les diarrhées et les sueurs spontanées ne sont que les premiers départs de la cause morbifique, et ces flux, existant sur des surfaces ouvertes, formeraient des épanchements dans des cavités closes et des abcès dans des organes parenchymateux !

Méditez bien le sens de ces *paroles médicales*, vous tous qui aspirez à faire de bonne médecine, car ce sont en quelque sorte les paroles d'Hippocrate, et c'est un praticien *consommé*, un maître dans l'art d'exercer qui se dérobe aux exigences d'une clientèle accablante pour vous les faire entendre.

S'agit-il de neutraliser l'action de la cause morbifique, M. Hervez recommande les antiphlogistiques, les toniques fixes et les diffusibles. Faut-il agir contre la fièvre purulente, il prescrit la médication antiphlogistique au début. Enfin, est-il plus prudent de s'en tenir au traitement prophylactique, il recommande, en sus de l'application des règles générales, l'usage des frictions mercurielles dont il a obtenu de bons effets.

D'autre part, tout en admettant qu'un milieu où se trouvent réunies un grand nombre de femmes atteintes de la fièvre puerpérale, peut devenir un foyer abondant d'infection et de contagion, M. Hervez de Chégoin doute *encore* qu'un médecin ou toute autre personne en rapport avec des femmes atteintes de fièvre puerpérale, puissent porter au dehors le germe de l'affection?

En résumé, pour M. Hervez de Chégoin, l'affection puerpérale est produite par une altération du sang consécutive à l'accouchement; son foyer est dans la matrice; *morbus totus ab utero procedit;* ses causes sont toutes celles qui retiennent dans la matrice des matières putrides ou susceptibles de le devenir; enfin, son traitement doit toujours être subordonné aux différentes formes et aux diverses périodes de l'affection.

M. Trousseau. — Pirrhon, l'auteur et le chef de la secte des sceptiques, était moins sceptique que M. Trousseau, le compatriote de Rabelais ! En effet, M. Trousseau est toujours le même homme à *dada* sur cette grande idée qui pourrait en quelque sorte lui servir de devise : « Je ne suis pas l'homme des grandes généralités, des abstractions; j'ai instinctivement une vive répulsion pour la philosophie médicale, peut-être, probablement même, parce que je ne la comprends pas assez pour y voir clair ! »

Personne assurément n'oserait soutenir le contraire devant M. Trousseau, mais toujours est-il que le nouveau Diogène laisse apercevoir aussi les jets de sa superbe à travers les trous de son manteau.

M. Trousseau a tout d'abord foudroyé l'assemblée par cette brusque détonation de mots : « L'histoire de la fièvre puerpérale est pour moi l'histoire de la dent d'or; cette fièvre n'existe pas : l'affection désignée sous ce nom n'appartient pas exclusivement à la femme nouvellement accouchée ; on la rencontre, au contraire, chez les fœtus, chez les enfants nouveau-nés, chez les opérés, chez les soldats et même chez les vierges ! Mais tout le monde sait cela; aussi ne revendiquerai-je pas la propriété de cette idée ; elle est partout. Je l'ai ramassée moi-même je ne sais où, je l'ai mise au bout d'un bâton et j'en fais un drapeau... je n'ai et ne veux d'autre mérite. »

Gardez votre mérite, M. Trousseau, mais surtout gardez votre drapeau.... Le nôtre n'a pas été arboré si près d'un ruisseau. Mais c'est assez; passons aux faits tels que l'éloquent orateur les a exposés.

La fièvre puerpérale, dit M. Trousseau, revêt trois formes distinctes : l'infection putride, l'infection purulente et cette autre forme qu'on a désignée sous le nom de typhus nerveux puerpéral ! Eh bien ! nous déclarons que les mêmes accidents se produisent en dehors de la puerpéralité et nous en appelons à MM. Delpech, Lorain et Bouchut ; c'est pour cela que nous avons admis une fièvre puerpérale des enfants et même une fièvre puerpérale des opérés... En appuyant ensuite sur ces faits, M. Trousseau soutient que les lésions graves communes aux femmes et aux hommes, ont en cette circonstance leur raison d'être, dans une cause générale, qu'il s'agit de chercher, et qu'on peut atteindre en songeant à ce que Boerhaave, MM. Dumas et d'Arcet ont dit des ferments et surtout en réfléchissant qu'indépendamment du ferment morbifique qui prend naissance par l'agglomération, certains individus isolés, le loup, le mouton, le cheval en procréent aussi dans des conditions spéciales! C'est, dit-il, en procédant ainsi qu'on parviendra à se faire une idée de la spécificité sur laquelle on ne saurait assez fixer toute son attention.

Après avoir ainsi posé le fait culminant de la spécificité, M. Trousseau formule les quatre conclusions suivantes : 1° la fièvre puerpérale ne diffère pas de la fièvre consécutive aux opérations chirurgicales ; 2° dans la presque universalité des faits, le traumatisme est l'occasion de la fièvre puerpérale ; 3° la cause efficiente de la fièvre puerpérale est inconnue dans son essence comme dans ses effets ; 4° il n'est pas impossible que, dans une fièvre puerpérale épidémique, on puisse contracter la fièvre puerpérale en dehors du traumatisme. »

Nous demanderons à M. le professeur Trousseau, pourquoi il n'a pas voulu profiter de l'excellente leçon qui a été faite à l'Académie par le professeur Piorry et dans laquelle le savant pathologiste a insisté, avec une raison profonde tout expérimentale, sur cet admirable travail qui a lieu peu de temps *après* l'accouchement et qui, vers la cinquantième heure, est accompagné d'un mouvement fébrile, de la congestion sanguine des glandes mammaires et de la *sécrétion du lait?*... Peut-être en réfléchissant mûrement, et sans aucun mélange de philosophie (ce qui pourrait troubler ses habitudes), à ce phénomène puissant et à ce liquide par excellence, le lait, M. Trousseau parviendra-t-il à trouver dans l'altération de ce liquide la cause spécifique de la fièvre puerpérale? Peut-être aussi découvrirait-il que toute la série des états puerpéraux si largement décrits par M. Piorry n'est que le résultat de l'infection de l'économie causée par les lochies ou par le lait, comme on le pensait il y a soixante ans, avant l'avénement des théories hétérogènes de Mercier et de Prost soutenues depuis par Gasc, Désormeaux et consorts ! Toujours est-il que, en ce moment, l'Académie présente ce singulier spectacle : que personne ne s'entend au sujet de la fièvre puerpérale par cela même que chacun veut subordonner la cause et l'état de la fièvre puerpérale à celui des symptômes de cette affection qui lui semble prédominer, et qui se prête le mieux à ses petites observations et à ses grandes utopies !... C'est ainsi que lorsque l'esprit de la science ne surnage plus à la surface des eaux, tout se perd sous leur mouvement et disparaît avec elles !

Il y a dans le discours de M. Trousseau un fait qui piquera vivement l'attention ; ce fait vient à la suite de l'appréciation d'une statistique présentée par M. Béhier... Pour M. Béhier, dit M. Trousseau, tout procède de la plaie utérine ; quand elle va bien tout va bien ; quand cette plaie suppure sans qu'il y ait résorption , c'est la fièvre puerpérale. M. Béhier donne une description très exacte des signes auxquels on peut reconnaître cette phlébite à son début, et il croit qu'en s'en rendant maître on peut étouffer dans son germe la fièvre puerpérale. **M.** Béhier énumère ensuite les chiffres sur lesquels il fonde son opinion. Il résulte de ces chiffres qu'en quatre ans, à son hôpital, 855 femmes sont accouchées ; que sur ce nombre 542 ont offert les signes décrits du côté des annexes de l'utérus, et qu'enfin 67 ont succombé ; soit donc une femme morte sur 12 accouchées. J'avoue, messieurs, s'écrie **M.** Trousseau, qu'en voyant une mortalité aussi inattendue dans un service placé dans les meilleures conditions hygiéniques, je suis quelque peu effrayé et ne sais à quoi cela peut tenir ? En effet, si la mortalité relevée par **M.** Béhier dans son service était proportionnellement égale pour toute la France, savez-vous ce qui arriverait? Sur 900 à 950 mille femmes qui accouchent annuellement il en mourrait 80,000 par an et il ne faudrait pas cinquante ans pour que la France ne fût plus qu'un désert !...

Heureusement ce fait ne se réalisera pas, **M.** Trousseau le sait bien et, par conséquent, on ne peut guère lui tenir compte d'avoir levé ce lièvre dans le champ de son disciple et ami, dont le talent est reconnu de **M.** Trousseau comme par tout le monde. Ajoutons que **M.** Béhier a parfaitement répondu dans ses lettres médicales aux réflexions de son maître ; qu'il a complétement justifié sa statistique et enfin qu'il a prouvé qu'il n'avait jamais perdu plus de malades que les autres chefs de service d'accouchement.

M. Trousseau a cru pendant quelque temps qu'il possédait un traitement excellent contre la fièvre puerpérale... mais de tristes revers éprouvés en 1856 sont venus le désabuser complétement, et il avoue franchement qu'il n'a plus rien à dire de la supériorité de sa méthode ! En revanche, il exécute du même coup les traitements préconisés par ses collègues, et, frappant d'estoc et de taille, il reproche à quelques-uns d'avoir pris souvent la grenouille pour la femelle du crapaud ; il compare assez ironiquement certain confrère à un homme à qui l'on proposerait un duel et qui répondrait : « Le pistolet ne me va pas, je ne me soucie pas de l'épée, quant au sabre, *nescio vos*, mais pour le fleuret boutonné je suis tout à votre service. »

Ce dernier trait est caractéristique ; il démontre pleinement, à notre avis, que si M. le professeur Trousseau n'est pas très fort en philosophie médicale, comme il aime tant à le répéter, il excelle du moins dans l'art de distiller le sarcasme et de l'appliquer résolûment à ses chers collègues !

Que restera-t-il donc de ce discours-quolibet dans lequel M. Trousseau, après avoir tout évoqué, le chien, le loup et la peste ; après avoir soutenu le pour et le contre, a su encore dans les termes les plus délurés de la fable, commettre à l'égard d'un de ses confrères les rapprochements les plus inopportuns? Il restera d'abord ce consentement unanime, que M. Trousseau a beaucoup parlé pour ne rien dire; il restera ensuite, que M. Trousseau a confondu à plaisir beaucoup de choses, les pyrexies entre autres avec les fièvres essentielles, sous ce prétexte insensé que telle est depuis vingt ans l'habitude de l'esprit moderne !... Singulier esprit que celui-là, et qui pourrait bien être, en *dernière* analyse, l'esprit des siècles qui n'en ont pas !...

M. Dubois. — M. Paul Dubois, doyen de la Faculté (*caput facultatis, custos legum*), est renommé dans le monde médical par l'honorabilité de son caractère, par son savoir et par son enseignement, qui est un modèle de simplicité et de délicate exposition. M. Dubois a apporté dans la question en litige toutes les qualités qui le distinguent, laissant peut-être à désirer un peu plus de décision dans ses conclusions !... Mais le Sage a dit : « Dans le doute abstiens-toi... » Peut-être M. Dubois est-il encore dans le doute? Laissons-le parler :

Dans certaines circonstances assez difficiles à déterminer,

selon **M**. Dubois, les convalescences qui succèdent à l'accouchement physiologique, se compliquent de quelques cas pathologiques qui forment deux groupes. Le premier groupe, beaucoup plus fréquent que le second, présente deux formes, la forme bilieuse et la forme inflammatoire, qui sont toutes les deux faciles à guérir; la forme bilieuse se rapporte à l'embarras gastrique, la forme inflammatoire comprend les phlegmasies locales : métrite, péritonite, ovarite.

Le second groupe est caractérisé par un frisson initial intense et très rapproché de l'accouchement, par l'altération profonde de la face, par une agitation extrême, par des douleurs intolérables dans l'abdomen qui se ballonne, par la diarrhée, par la fièvre enfin; ce second groupe constitue la fièvre puerpérale proprement dite.

Avant de passer outre, nous ferons remarquer que cette description est à conserver, en ce sens qu'elle est celle d'un praticien constamment placé sur la brèche par sa spécialité, et qu'elle consacre véritablement la définition classique que nous devons à Hippocrate. En effet, en nous parlant de la femme de Droméades, Hippocrate nous dit dans son livre *Des épidémies* : «Elle fut saisie de frisson, le lendemain de sa couche; elle éprouva des nausées, des douleurs à l'hypogastre, de l'agitation. Le troisième jour il y eut un nouveau frisson, le quatrième de l'assoupissement; le sixième le redoublement fut encore plus fâcheux, la diarrhée se déclara et la mort survint peu d'heures après!... » Rapprochez cette description de l'improvisation de **M**. Dubois et vous verrez qu'elles se touchent.

M. Dubois ne regarde ni l'infection putride, ni l'infection purulente, comme étant les causes de la fièvre puerpérale. Il admet comme telle l'altération du sang par une cause encore inconnue, et cette hypothèse est, à son sens, la seule admissible après la ruine de toutes les autres. Il pose en fait que, dans un très grand nombre de cas, la cause inconnue de la fièvre puerpérale contient en elle les éléments de la gravité ou de l'innocuité de la maladie, et pour ainsi dire son avenir; absolument comme la cause qui produit l'intoxication variolique du sang tient elle-même sous sa dépendance les inflammations spécifiques disséminées desquelles résulteront plus tard les pustules discrètes ou confluentes de la variole... Or, notez bien cet enseignement du professeur Dubois, car c'est encore là de l'hippocratisme et du meilleur.

En effet, qu'est-ce au fond que ce travail inflammatoire si complexe et si bien marqué dans ses tendances finales, si ce n'est un ensemble de réaction éliminatrice et dépurative ayant pour but de débarrasser l'économie de quelques principes morbifiques qui lui sont contraires?... Qu'est-ce même qu'une fièvre éruptive, si ce n'est l'art de la nature aux prises avec un principe toxique et s'efforçant de le neutraliser ou de le pousser au dehors? Est-ce que vous ne suivez pas le principe variolique pour ainsi dire pas à pas, depuis le moment où il a été introduit dans l'économie jusqu'à celui où il en est chassé? Quel désordre et quel tourment n'excite-t-il pas dans l'économie? Accélération de la respiration et de la circulation; mouvements partiels ou généraux des organes de la locomotion; accablement, somnolence, délire; vomissements, déjections involontaires, etc.! Eh bien! tout cela cesse comme par enchantement et rentre dans l'ordre naturel dès que l'éruption s'est développée régulièrement à la peau! Eh bien! maintenant, substituez par la pensée, substituez au principe variolique l'humeur laiteuse ou lochiale altérées, jetez-les dans le torrent de la circulation, dont elles ne manqueront pas d'empoisonner la masse, et vous verrez éclater une autre fièvre, ayant le même but que la fièvre variolique, tout en employant d'autres voies, d'élimination et d'expulsion. Et cette fièvre sera, n'en doutez pas, la fièvre puerpérale. A la vérité, ces idées sont peu connues aujourd'hui ; elles ne sont guère au goût des Cnidiens modernes, des partisans de la médecine expéditive, et des expérimentateurs *in animâ vili*. Mais elles sont déjà plus répandues qu'elles ne l'étaient il y a quelques années ; on y revient enfin, et le jour n'est pas éloigné où l'appel des médecins restés fidèles aux principes et à la tradition scientifique, sera entendu de tous comme il l'est déjà de quelques bons esprits non prévenus, non engagés dans les sottes doctrines des dernières années de la première moitié de ce siècle ! — Revenons maintenant à M. le professeur Dubois.

M. Dubois-s'est attaché à faire remarquer que la *thèse* soutenue par M. Trousseau, relativement aux rapports de similitude qui existent entre l'état d'une femme en couches et celui d'un individu qui a subi une grande opération chirurgicale, n'était pas nouvelle et que déjà elle avait été agitée il y a plus de dix ans à Édimbourg, par le docteur Simpson ? M. Dubois a eu raison, mais il aurait pu sans efforts faire remonter l'origine de cette observation à cinquante ans plus haut, car elle a été faite d'abord en France par Peu, chirurgien de l'Hôtel-Dieu de Paris, et quelques années plus tard en Angleterre par Leake et Johnson... Du reste, il est un fait autrement important à signaler et sur lequel nous regrettons qu'aucun orateur n'ait fixé l'attention : c'est le fait dûment avéré que la physionomie identique que présentent accidentellement les maladies les plus différentes, est l'œuvre du génie épidémique qui leur imprime, du moment où il se montre, un air de famille qui commence et qui disparaît avec lui.

M. Dubois a fait, avec de grandes précautions oratoires, de bien grandes réserves sur la contagion de la fièvre puerpérale. Il ne la nie pas effectivement d'une manière absolue, mais il soutient, avec l'autorité que lui donne son expérience, que les faits de contagion sont loin d'être aussi évidents qu'on le prétend ; que l'influence épidémique est presque toujours primitivement extérieure ; et, en résumé, que cette grosse question n'est pas aussi simple qu'on semble vouloir le supposer.... C'est fort bien, mais que va-t-il rester dans l'esprit de ceux qui suivent les débats de l'Académie ? Et surtout que va-t-il rester dans l'esprit des familles qui écoutent, après avoir entendu toutes ces demi-confidences de demi-contagion de la bouche d'un homme si bien informé ? Un vague affreux et un doute plus cruel que la certitude même : cependant rien n'est plus facile à résoudre que cette question bien posée ; voici notre réponse en toute humilité : La fièvre puerpérale franche et légitime n'est nullement contagieuse, toute l'antiquité l'atteste. Quant à la fièvre puerpérale épidémique et miasmatique, elle est souvent contagieuse, ainsi que cet état morbide qu'on voudrait appeler le typhus puerpéral, et qui n'est en réalité que la fièvre puerpérale surcomposée, c'est-à-dire la fièvre puerpérale putride ou ataxique, comme disaient les anciens.

M. Dubois fait observer ensuite qu'il existe de bien grandes différences entre les praticiens, relativement au traitement que l'on doit opposer à la fièvre puerpérale, et cela par suite de l'idée que chacun se fait de cette fièvre, idée qui est malheureusement bien loin d'être la même pour tous ! *Tot capita tot sensus.* Quant à lui, il pense que toutes les médications sont inefficaces d'une manière générale, bien que des succès soient obtenues par chacune d'elles. Il insiste donc particulièrement sur les moyens prophylactiques. Il en est de deux sortes : les uns doivent être employés pendant la gestation ; les autres ne sont applicables que pendant ou après l'accouchement. Toutefois les moyens proposés dans le premier cas, comme le fer et le quinquina, sont au moins infidèles ; il faut donc avoir recours à des mesures plus décisives. Deux propositions ont été faites dans ce but : l'une consiste à supprimer les maisons d'accouchement et à leur substituer l'assistance à domicile ; l'autre, à introduire dans les dispositions matérielles et dans les conditions hygiéniques des maisons d'accouchement des modifications profondes, capables d'en assurer la salubrité ? Enfin, tout bien examiné, la suppression radicale des Maternités est inexécutable et pleine de dangers ! D'autre part, les Maternités disséminées aux environs de Paris, présenteraient infailliblement une foule d'inconvénients graves et de difficultés de toute sorte ; il vaut donc mieux, dit M. Dubois, *ne pas innover*, mais améliorer avec prudence et soin, *tout ce qui est...* Peut être ? Mais ce qui serait préférable encore, ce serait de ne point initier imprudemment le public aux anxiétés et aux pauvretés de la science moderne.

Quelques critiques ambiants ont reproché assez sévèrement à M. le professeur Dubois sa modération, son atticisme, sa prudence, ses formes sobres et ses manières distinguées. En vérité, la leçon est étrange, mais elle est bien digne du siècle et de ses défaillances ! Nous n'aurons garde de partager ces errements ; nous savons trop que ces prétendus défauts ne sont que de belles et bonnes qualités qui relèvent de coutumes magistrales, et surtout d'une éducation première qui disparaît de plus en plus ! Nous savons que ce sont ces habitudes toutes françaises qui distinguent les médecins d'origine et les font reconnaître. Car, notez-le bien : on naît médecin comme on naît poëte, et celui-là seulement est né médecin qui arrive au monde complétement doué des qualités du cœur, qualités qui se révèlent plus tard par des aménités de forme et des délicatesses de langage, auxquelles les natures grossières et incultes ne comprennent absolument rien.

M. Cruveilhier. — M. le professeur Cruveilhier est un des hommes de l'école les plus pénétrés de la dignité et de la grandeur de son art ; on eût dit de lui, il y a deux siècles, qu'il possédait toutes les vertus du médecin. Aujourd'hui, ces qualifications d'autrefois n'existent plus, le sens en est perdu! On les a remplacés par de pitoyables épithètes.

M. Cruveilhier établit d'abord une différence radicale entre la fièvre puerpérale proprement dite, qu'il appelle classique, et cette autre fièvre décrite par son spirituel collègue, M. Trousseau, fièvre dont il ne veut pas même entendre parler, et qu'il désigne, pour la forme, sous le nom de fièvre puerpérale analogique.

Il y a, dit M. Cruveilhier, selon les temps et selon les années, des fièvres puerpérales bénignes, et des fièvres puerpérales malignes : les premières cèdent ordinairement avec la plus grande facilité ; les secondes, au contraire, résistent à toute espèce de traitement. La fièvre puerpérale apparaît quelquefois sous la forme épidémique ; la gravité de celle qui a regné à la Maternité en 1831 a conduit M. Cruveilhier à lui donner le nom de typhus puerpéral ; or, c'est bien là, dit-il, une affection redoutable, miasmatique, contagieuse, résultant le plus ordinairement de l'encombrement, et se montrant presque toujours au-dessus de toutes les méthodes ordinaires de traitement! De plus, le typhus puerpéral présente un caractère particulier, c'est d'être presque toujours accompagné de phlegmasies locales qui ont une tendance remarquable à passer rapidement à une purulence abondante.

La lymphangite purulente, caractérisée par la présence du pus dans les vaisseaux lymphatiques, constitue le signe certain, spécial, et en quelque sorte pathognomomique du typhus puerpéral. La phlébite utérine suppurée et le rhumatisme puerpéral, avec tendance à la suppuration, sont autant de formes redoutables de la fièvre puerpérale. En somme, la fièvre puerpérale est à la fois une *fièvre* et une *phlegmasie* qui résultent d'une cause commune, l'infection miasmatique. On doit la classer dans le cadre nosologique comme étant la fièvre traumatique des femmes nouvellement accouchées. On peut, en effet, comparer la femme qui vient d'accoucher au blessé qui vient de subir une opération chirurgicale. Chez tous deux, épuisement nerveux, émotions de toute espèce, douleurs vives et prolongées; chez tous deux vaste solution de continuité, qui, pour se cicatriser, exige le développement nécessaire d'*une fièvre traumatique*. Chez les nouvelles accouchées elle s'appelle fièvre de lait, parce qu'en vertu de lois faciles à saisir dans leurs moyens, elle s'accompagne de sécretion lactée dans les mamelles. Voilà pour l'état régulier. Poursuivons ce parallèle entre les accidents qui peuvent survenir chez les blessés : tous deux meurent d'hémorrhagie primitive ou consécutive, d'épuisement de la sensibilité, de convulsions, d'inflammation, de gangrène, d'érysipèles erratiques, de phlébite suppurée et d'infection purulente.

On trouve à l'autopsie une infinité de lésions qui s'expliquent par les conditions identiques dans lesquelles sont placées les femmes nouvellement accouchées, mais il en est une, la péritonite, qui est plus fréquente et plus grave que toutes les autres. Passant ensuite aux conclusions, M. Cruveilhier les pose ainsi : la fièvre puerpérale est essentiellement une fièvre traumatique ; les conditions particulières dans lesquelles se trouvent l'utérus et l'économie tout entière, constituent ce qu'on pourrait appeler le traumatisme puerpéral ; la fièvre puerpérale épidémique et contagieuse, reconnaissant pour cause principale l'encombrement, mérite le nom de typhus puerpéral. Les caractères anatomiques essentiels du typhus puerpéral sont la péritonite, la sous-péritonite et la lymphangite purulente. Il est infiniment probable que l'inflammation purulente des vaisseaux lymphatiques est une cause de l'intoxication du sang dans le typhus puerpéral. La possibilité de l'infection purulente du sang par la lymphangite n'est pas décidée d'une manière positive.

Il ne reste aucun doute dans l'esprit de M. Cruveilhier sur la contagion de la fièvre puerpérale des maisons d'accouchement. Donc la question d'hygiène doit dominer la question pathologique, et le traitement curatif doit céder la place à la prophylaxie générale. En conséquence, en présence des événements, il faut savoir prendre un grand parti. Il faut supprimer les Maternités et prodiguer les soins à domicile.

M. Trousseau faisant allusion à certaines hésitations de M. Cruveilhier, s'est demandé si le célèbre professeur est ou oiseau ou souris...? Jamais pareille idée ne serait venue à un autre... Nous trouvons, nous, que M. Cruveilhier a parlé d'or; seulement nous ferons remarquer qu'un fait, brutal comme un fait, ressort de son discours : c'est qu'il n'a pas dit un mot de la fièvre puerpérale classique, mais qu'il a surabondamment traité de la fièvre puerpérale épidémique et contagieuse, c'est-à-dire de la fièvre puerpérale compliquée, ou si vous voulez du typhus puerpéral, pour nous servir de son expression.

En résumé, en mettant un peu d'ordre et de logique dans toutes ces propositions échappées à l'improvisation du professeur Cruveilhier, on arrive comme de source aux conclusions suivantes : le génie épidémique et l'encombrement produisent primitivement le traumatisme puerpéral; le traumatisme puerpéral produit secondairement le typhus puerpéral; le typhus puerpéral produit consécutivement les inflammations puerpérales; enfin les inflammations puerpérales produisent la fièvre puerpérale qui lutte avec effort contre tous ces états locaux généralisés.

Soit, mais il résulte clairement de cet exposé que M. Cruveilhier est hippocratiste, bien qu'il s'en défende..... S'il restait quelque doute à ce sujet, il suffirait de remonter à la comparaison établie par M. Cruveilhier entre l'état d'une

femme nouvellement accouchée et celui d'un opéré ? Chez
tous deux, dit-il, il y a épuisement nerveux, émotion, douleur ; chez tous les deux, il existe une *solution de continuité*
qui, pour se *cicatriser*, exige le développement nécessaire
d'une *fièvre traumatique*… Donc, dans l'opinion de M. Cruveilhier, comme dans celle des hippocratistes, la fièvre est
un effort salutaire, une *réaction nécessaire*, un moyen de
guérison. M. Cruveilhier ajoute : « Chez les nouvelles accouchées cette fièvre s'appelle fièvre de lait, parce que, en vertu
de certaines lois, elle s'accompagne de sécretion lactée. » Or,
nous le demandons, n'est-ce pas là encore de l'hippocratisme et du plus pur ? Reconnaissons donc que la fièvre de
lait est une *fièvre naturelle* qui peut, en dépassant ses proportions ordinaires , revêtir tout à coup un caractère dangereux, tel que celui de la fièvre aiguë des femmes en
couches, si bien décrite par les anciens. Reconnaissons
encore qu'elle peut, sous certaines conditions de puerpéralité, d'erreurs de regime ou de conduite, et surtout sous
l'influence de quelques états épidémiques, se surcomposer
d'accidents terribles, mais qu'au fond elle est toujours primitivement physiologique, et qu'elle ne devient pathologique
que par ses excès mêmes.

Quant à l'idée malheureuse qu'ont eue M. Cruveilhier et
quelques médecins, de comparer la fièvre puerpérale à une
fièvre traumatique en tout identique d'espèce et de nature
à la fièvre des amputés, nous ne saurions mieux faire que
de laisser parler M. le docteur Sales-Girons, qui est *quelquefois* bien inspiré : « Quoi, dit-il, un fruit qui se détache de la
branche quand il est mûr, un enfant qui naît à son terme,
serait pour la mère comme une cuisse que le couteau et la
scie séparent du tronc de l'homme ! Je sais que la femme
est faite pour accoucher avec douleur, *paries in dolore ;* ce
jugement n'est pas périmé, mais de cette douleur que nous
sommes contraints d'appeler physiologique, et qui est suivie

du ravissement de la mère qui vient de mettre un homme
au monde ; de cet état admirablement mixte de douleur et
de joie, vouloir s'élever par l'imagination jusqu'à y trouver
une sorte d'identité avec l'état de l'homme qui a subi
l'ablation d'un membre important, c'est une légèreté qui
rappelle involontairement cette autre légèreté par laquelle,
on s'en souvient, dans les cas de dystocie, la mère fut déclarée à l'état de légitime défense à l'égard de son fœtus...!
Laissons de pareilles opinions à ceux qui ne se croient obli-
gés en rien devant Dieu, ni devant les hommes, et respectons la femme en couches... » Voilà de la raison, de la sensibilité et par elles de l'éloquence du cœur.

Enfin M. le professeur Cruveilhier déclare en terminant
que, dans cinq épidémies de fièvre puerpérale qui ont régné
pendant son séjour de deux ans et demi à la Maternité, il a
vu échouer entre ses mains toutes les méthodes de traitement rationnelles et empiriques ! Ce sont ces insuccès, joints
à la forme et à la gravité de la maladie, qui l'ont conduit
à donner à la fièvre puerpérale épidémique de la Maternité
le nom de typhus puerpéral. Ce sont, ajouterons-nous, ces
choses incidentes qui l'ont entraîné à confondre le typhus
puerpéral, qui est le fait du génie miasmatique et épidémique, avec la fièvre puerpérale légitime et franche, qui
se déclare indépendamment de tout état épidémique extérieur.

M. Danyau. — M. Danyau est le fils du célèbre accoucheur de ce nom. Il a succédé honorablement à son père;
et il occupe aujourd'hui un rang fort distingué parmi les
hommes éminents qui exercent cette haute et légitime spécialité.

M. Danyau regarde la fièvre puerpérale comme une maladie déterminée par un principe miasmatique qui altère
le sang et le rend apte à produire une infinité de localisa-

tions inflammatoires très variées qui se fixent de préférence dans les organes dont la vitalité a été exaltée par la grossesse ou par l'accouchement.

Nous prenons acte de cette définition pour montrer encore ici les principes du vitalisme dominant les théories de ceux qui tiennent avec loyauté le langage exact de l'observation. En effet, que sont toutes ces localisations inflammatoires dont parle avec tant de raison M. Danyau, sinon de véritables réactions locales, telles que les conçoit le vitalisme hippocratique? Donc, qu'il le veuille ou qu'il ne le veuille pas, M. Danyau appartient, par ses principes, à l'école des vitalistes, et nous nous en réjouissons.

« Ce qui prouve, dit M. Danyau, que la fièvre puerpérale est produite par un agent toxique, c'est que les épidémies de fièvre puerpérale envahissent en même temps différentes parties d'un même continent, parties qui sont souvent fort éloignées les unes des autres, comme on a été à même de l'observer en 1819, où la fièvre puerpérale a régné en même temps à Vienne, à Prague, à Dresde, à Lyon, à Paris, à Dublin, à Stockholm et à Saint-Pétersbourg. Et ce qu'il y a de plus curieux, c'est que quelques-unes de ces épidémies se sont étendues *jusqu'à certaines femelles* des animaux : ainsi aux chiennes, aux vaches, aux poules. »

M. Danyau appelle avec raison l'attention sur un fait remarquable, à savoir : que le principe délétère, quel qu'il soit, qui cause la fièvre puerpérale tue quelquefois le malade avant même d'avoir produit la moindre localisation inflammatoire. Or, ceci vient encore à l'appui des opinions que nous avons énoncées plus haut : 1° que le génie épidémique ambiant est le ferment meurtrier qui imprime aux états puerpéraux le caractère pernicieux ou de malignité qui les fait passer soit à l'état de typhus, soit à l'état de fièvre putride ou ataxique ; 2° que les inflammations qui se déclarent pendant l'état puerpéral sont de véritables réactions qui

tendent à la guérison de l'affection simple et primitive,
bien qu'elles ne parviennent pas toujours à opérer cette
guérison. Du reste, M. le docteur Danyau ne nous semble
pas beaucoup s'éloigner de nos idées sur la nature de la
fièvre puerpérale, car il dit dans un des paragraphes de
son discours : « Si l'absence de lésions locales primitives
range de droit la fièvre puerpérale dans la classe des pyrexies (lisez dans la classe des fièvres essentielles), la présence de lésions locales secondaires ne peut lui ravir cette
place en lui en assignant une autre dans le cadre nosologique. »

M. Danyau est partisan de la contagion. Quant au traitement, il n'en connaît aucun qui soit absolument efficace ;
aussi pense-t-il, avec la plupart de ses collègues de l'Aca-
cadémie, que le devoir du médecin est avant tout d'avoir
recours aux ressources de l'hygiène et à la prophylaxie.

M. Danyau n'est pas d'avis qu'on ferme les grands établissements hospitaliers, ce qui aurait, à son avis, les conséquences les plus désastreuses à l'endroit de l'enseignement
clinique ; mais il demande qu'on réduise le nombre de lits
affectés aux femmes en couches, et qu'on établisse de nombreuses Maternités, petites, disséminées, bien aérées et
suffisamment aménagées, pour que les salles ne servent
en quelque sorte qu'à tour de rôle, et puissent ainsi rester
vides pendant un certain temps après la sortie de toutes les
malades.

M. Cazeaux. — Médecin fort distingué par ses vastes et
solides connaissances scientifiques, M. Cazeaux est un esprit net et méthodique. Et pourtant, en lisant son discours,
on ne sait s'il faut le classer parmi les essentialistes ou
parmi les localisateurs. On le dirait localisateur avec tendance à la généralisation, et essentialiste avec une préférence marquée pour la localisation, ce qui prouve combien

la question est difficile à résoudre, même pour les plus habiles, lorsqu'ils veulent tout dire avec indépendance et loyauté.

M. Cazeaux fait observer d'abord que tous les auteurs sont d'accord sur les symptômes et les caractères anatomiques de la fièvre puerpérale, et qu'il ne reste plus par conséquent qu'à interpréter la signification des uns et des autres, et qu'à rechercher quelle est la nature de la fièvre puerpérale. Oui, sans doute, et sous ce rapport M. Cazeaux a cent fois raison ; mais qu'il le sache bien, c'est précisément ce qui *reste à établir* qui constitue l'*œuvre* difficile et ingrate ! *Summum officium, labor improbus!* Et voilà sans doute pourquoi l'Académie elle-même n'a pu encore jusqu'ici atteindre ce résultat si désirable ! La fièvre puerpérale appartient, selon M. Cazeaux, aux phlegmasies, et par ses symptômes et par ses caractères anatomiques ; toutefois elle emprunte une gravité notable au génie épidémique.

La fièvre puerpérale est le produit d'un état puerpéral caractérisé par une altération profonde des liquides de l'économie, et notamment par une altération du sang, dont la modification primitive est la cause active de tout le désordre. C'est dans l'économie de la femme en couches, c'est dans l'altération de ses liquides et particulièrement du sang, qu'il faut chercher la cause de l'affection puerpérale. L'altération du sang consiste, d'une part, dans la *diminution des globules de fer et de l'albumine*, et, de l'autre, dans l'augmentation de la fibrine et de l'eau. Voilà l'aptitude morbide qui livre la femme en couches à l'influence de toutes les causes morbifiques, et l'on meurt d'une viciation de sang comme on meurt de l'altération des solides. C'est cette altération du sang qui développe la prédisposition puerpérale, l'aptitude, comme l'appelle M. Trousseau, la diathèse, comme l'a nommée M. Beau. Elle explique pourquoi toutes les maladies sont graves chez les femmes en couches, et elle doit servir de base pour le traitement à employer.

La fièvre puerpérale est contagieuse ; elle peut être portée d'une femme à l'autre par les médecins, par les sages-femmes, par les infirmiers ; aussi faut-il prendre les plus grandes précautions pour éviter ce résultat ; la contagion a lieu ou par les doigts ou par les habits.

M. le docteur Cazeaux a tout essayé en fait de traitement, et tout a échoué la plupart du temps entre ses mains, comme entre les mains de ses collègues ; aussi met-il ses meilleures espérances dans une large prophylaxie, et ne craint-il pas de prononcer le *delenda Carthago* de tous les grands établissements d'accouchement. « Il faut, dit-il, que cette mesure soit complète et radicale ; l'intérêt de l'humanité l'exige impérieusement. Toutefois, en attendant ces grandes réformes, il faut que la prophylaxie s'occupe des individus ; ainsi plus de saignées dites préventives dans la grossesse, ce sont des causes de débilitation ; il faudrait aussi qu'à côté des établissements des villes qui donnent de l'air et du soleil aux classes pauvres, on pût songer à leur donner, je ne dis pas comme les Romains : *Panem et circenses*, mais au moins *la première de ces deux choses.* »

En résumé, le discours de M. Cazeaux est un des discours les plus complets qui aient été prononcés à l'Académie, et il mérite d'être profondément médité.

M. Bouillaud. — M. le professeur Bouillaud est un ancêtre, ou tout au moins un ancien ! Tout le dénote : son caractère, son érudition biblique, ses aptitudes littéraires, ses aspirations, ses mouvements oratoires, et jusqu'à la pourpre solennelle dont il pare ses discours et dans laquelle il se drape majestueusement à la façon d'un Empereur romain !

Pour M. Bouillaud, comme pour M. Gallard, comme pour M. Trousseau, la fièvre puerpérale est un mythe; et partant, ce qu'on a décrit sous ce nom est simplement ou un être d'imagination, ou un être de raison.

L'état des femmes en couches est un état intermédiaire à la santé et à la maladie; c'est l'état puerpéral indéniable, parfaitement identique à l'état traumatique des opérés. Cet état exerce son action sur le sang et sur le système nerveux, et il imprime un caractère particulier aux maladies qui surviennent chez les sujets placés dans les conditions de la puerpéralité, d'où il résulte qu'on a eu raison de donner le nom puerpéral aux maladies qui se développent sous l'empire de ces conditions.

La similitude qui existe entre l'état des femmes en couches et celui des opérés a depuis longtemps frappé tout le monde; cependant on a ri, on s'est même égayé à l'occasion de la pancarte d'un soldat malade qui portait cette inscription : *fièvre puerpérale!* « Qu'y a-t-il donc de si extraordinaire au fond? s'écrie M. Bouillaud. Pourquoi, si la fièvre puerpérale est le traumatisme des nouvelles accouchées, comme le soutient le professeur Cruveilhier : pourquoi le traumatisme ne serait-il pas la fièvre puerpérale des blessés? » Oui sans doute...; mais si le ciel tombait...!

M. Bouillaud fait observer ensuite, avec quelque complaisance, que le sang des femmes qui ont subi l'infection purulente typhique, est loin de présenter les caractères du sang inflammatoire et qu'il en offre d'autres qui peuvent éclairer sur la nature de la fièvre puerpérale.

Relativement au traitement, quand la fièvre puerpérale présente des symptômes phlegmasiques, dit M. Bouillaud, il faut employer les antiphlogistiques; mais dès que la forme typhique s'est déclarée, il n'y a plus rien à faire, pas plus que contre le choléra algide, pas plus que contre un coup de foudre. En un mot, la fièvre puerpérale n'étant pas une entité déterminée spécialement, il n'y a point de traitement spécial à lui opposer.

M. Bouillaud s'oppose énergiquement à la suppression des maisons d'accouchements, quoiqu'il ne soit pas *accoucheur*, comme *M. Josse*... Cette mesure entraînerait, dit-il, plus d'inconvénients que d'avantages. Il faut donc se contenter d'assainir les établissements existants, de limiter le nombre des femmes qui y sont reçues, et d'en fermer les portes en temps d'épidémie, selon l'avis du professeur Dubois.

En résumé, M. Bouillaud a parlé de tout avec une grande connaissance de cause et toujours avec infiniment d'esprit, de tout et même de beaucoup d'autres choses, *de omnire scibili et de quibusdam aliis!* Il a parlé des localisateurs et de la localisation; des essentialistes et de la spécificité; des erreurs et des défections de M. Trousseau, qui a campé là M. Velpeau pour passer chez les Volsques comme Coriolan! des demi-convictions de M. Dubois, dont les opinions sont bien vagues!... et, enfin, du camp des vitalistes qui est le foyer des disputes perpétuelles, à ce point qu'il faudrait être un saint ou un ange pour y ramener la paix... Et peut-être encore n'y parviendrait-on pas, dit-il, puisque l'ange de l'École, le grand saint Thomas n'a pu lui-même en venir à bout...

Arrêtez-vous de grâce, M. Bouillaud, car évidemment vous faites ici un bien étrange anachronisme. Vous confondez tout simplement le grand saint Thomas-d'Aquin, le docteur évangélique, le bœuf de la compagnie, l'auteur de la *Somme*, avec M. le docteur Sales-Girons, *de la rue du Dragon*, qui est incontestablement un homme de bien, un saint homme, mais qui n'a pas encore été canonisé!...

M. Bouillaud termine son éloquent discours en proposant de décerner un prix de 1500 francs à celui qui démontrera l'entité ou l'essentialité de la fièvre puerpérale. L'idée est bonne, mais nous aurons la franchise de dire à

M. Bouillaud qu'il ne s'engage pas *autant qu'il en a l'air*, en ce sens que, en vertu de l'élasticité des mots et de l'anarchie des définitions, la question ne sera jamais déliée *ex voto*; et, par conséquent, qu'il en sera comme des améliorations qu'on espère des conférences instituées dans les Facultés pour la plus grande gloire des leçons des professeurs... Elles attendront *in pace* la résurrection des chaires et de l'enseignement.

M. Velpeau. — M. Velpeau est-il un caporal ou un pèlerin? Un caporal? M. de Castelnau dit *oui*, M. Amédée Latour dit *non*; un pèlerin? M. Amédée Latour dit *oui*, et M. de Castelnau dit *non*. Nous ne savons lequel des deux noms a été prononcé par M. Velpeau, lui-même? toujours est-il qu'à ses propres yeux, M. Velpeau est un quidam qui ayant autrefois cultivé un champ, se retrouve au bout d'un long temps avec des personnes qui l'ont mieux cultivé que lui. « Je me retrouve donc, dit-il, dans mon jardin et loin d'en vouloir faire sortir ceux qui l'ont embelli, je me contente de leur réclamer un petit coin pour moi... »

Ceci vous donne un avant-goût de la parole désopilante de messieurs de l'Académie; quoi qu'il en soit et quelle que soit la forme qu'il plaise à M. Velpeau de donner à ses discours, il est bien reconnu qu'il est un des maîtres les plus célèbres de la chirurgie européenne et qu'à ce titre il doit toujours être écouté avec recueillement et respect.

M. le professeur Velpeau a, selon nous, abordé la difficulté d'une façon extraordinairement chirurgicale; et il a laissé beaucoup trop de côté la question principale pour s'occuper des questions accessoires et secondaires auxquelles la discussion a touché en élargissant successivement son terrain...

M. Velpeau nie formellement la préexistence, l'essentialité et la contagion de la fièvre puerpérale; il regarde cette fièvre comme une *maladie locale* de forme spéciale, qui, entre autres troubles anatomiques, suscite l'inflammation péritonéale, la plus fréquente de toutes les inflammations en cette circonstance.

M. Velpeau nous dit : « En signalant, en 1824 et en 1827, la plupart des lésions qu'on a rencontrées depuis dans la fièvre des blessés, chez les femmes mortes en couches (abcès métastatiques, pus dans les veines enflammées et dans le sang, détritus putrides dans les cavités de la matrice), j'ai eu *positivement* en vue de démontrer la pénétration du pus et de la sanie putride dans le torrent de la circulation ; de faire dériver de l'altération que subit le sang, par ce mélange, les lésions secondaires ; et enfin de prouver, en opposition avec les doctrines physiologiques de Broussais, que les maladies étaient plus souvent la suite d'une altération du sang qu'on ne l'admettait alors. »

M. Velpeau a été sans doute fort bien inspiré, mais pourquoi s'est-il donc arrêté en si bonne voie?... Pourquoi, à cette époque, n'a-t-il pas établi en principe, ou pour mieux dire pourquoi n'a-t-il pas simplement consacré ce fait immense recueilli par l'antiquité, à savoir : que l'altération du sang par le transport du lait ou des lochies dans la circulation est la cause véritable de la fièvre puerpérale? les idées médicales ne seraient peut-être point arrivées de chute en chute à l'état déplorable d'anarchie où elles sont aujourd'hui à l'endroit de la fièvre puerpérale !

Le discours de M. Velpeau produit tout d'abord l'effet d'*un beau désordre;* il faut le lire, le relire, l'analyser et le reconstituer pour avoir une idée bien nette de l'opinion du célèbre professeur. C'est ce que nous avons fait, et nous sommes parvenu ainsi, mais non sans peine, à *ranger cette savante improvisation,* sous trois chefs principaux : l'exorde, la description et la péroraison. Nous ferons remarquer seulement que, dans le discours tel qu'il a été prononcé par

M. Velpeau, la description ouvre la scène, l'exorde vient ensuite et la péroraison déborde partout! Étudions méthodiquement ces trois éléments constitutifs de la question.

Exorde. — On peut, dit M. Velpeau, diviser en deux groupes les orateurs qui ont pris part à cette discussion, devenue si large, et dans laquelle toutes les doctrines médicales ont été mises en jeu. Les uns considèrent la fièvre puerpérale comme une fièvre essentielle; les autres la regardent comme une fièvre symptomatique. Les premiers tiennent à conserver le mot fièvre à cette affection, les autres ne veulent pas même entendre prononcer ce mot! Pour moi, je suis loin d'être convaincu que la fièvre puerpérale soit une fièvre essentielle, et j'aimerais mieux qu'on lui donnât un autre nom; mais lequel? Le mot *typhus* répugne à quelques-uns; je pense donc qu'il vaut encore mieux lui conserver le nom de fièvre puerpérale, malgré les vives oppositions des symptomatiques; néanmoins, je me range parmi ceux qui regardent la fièvre puerpérale comme symptomatique, mais *cependant avec quelques restrictions!*

Eh bien! que vous en semble? Ne dirait-on pas vraiment que M. Velpeau est sujet à des vertiges? Il avance et il recule; il consent et il proteste; il est contraint, il semble faillir! Il effleure tout et il ne creuse rien; en un mot, il distrait, mais il n'entraîne pas, et tout semble gêné dans sa parole et dans sa pensée. Ce n'est certes pas là notre Velpeau!

M. Velpeau a fait observer avec raison que M. Trousseau, qui avait commencé par nier l'existence de la fièvre puerpérale, a fini par en doter les hommes et les enfants aussi bien que les femmes; et il se hâte de protester contre cette singulière généralisation, bien qu'il soit peut-être le seul qui ait observé une vraie fièvre puerpérale chez l'homme.

«En effet, dit-il, dans quel cas cette dénomination serait-elle plus matériellement vraie que dans le cas d'un jeune homme qui portait un fœtus dans son sein, et qui mourut de ré-sorption purulente à la suite de l'opération que je pratiquai pour l'en débarrasser, opération qu'on pourrait, à juste titre, appeler césarienne ! »

Passant ensuite à l'examen des doctrines des essentialistes et des symptomatiques, M. Velpeau ajoute : Je ne trouve pas suffisantes les preuves alléguées par les essentialistes. Ils veulent que la fièvre essentielle précède toute lésion appréciable, et alors ils invoquent l'encombrement, l'insalubrité, les enfants atteints, la contagion et l'absence de lésions anatomiques à l'autopsie... Eh bien! je repousse ces preuves, parce que je ne trouve pas en elles matière suffisante à conviction.

Si l'encombrement était la cause de la fièvre puerpérale, la mortalité devrait être proportionnelle au nombre des accouchées ! Eh bien! il n'en est rien, comme le prouvent les observations recueillies à l'Hôtel-Dieu, à Beaujon, à la Maternité, à la Charité, et dans le douzième arrondissement.

Les raisons tirées de l'insalubrité ne sont pas meilleures, à en juger par les rapports qui nous sont parvenus de Londres, de Dublin, de plusieurs villes de France et de l'étranger. Robert Lee raconte qu'il a eu plus de morts en ville que dans les hôpitaux, plus chez les femmes riches que chez les pauvres, et que la mortalité a commencé souvent chez les femmes du monde.

Quant à la contagion, j'y crois peu ou pas ; je pense avec M. Dubois qu'il faut être en grande défiance contre les faits de contagion, et avoir toujours présents à l'esprit les faits extraordinaires, mais certains de coïncidence. Les coïncidences, qu'on le sache bien, ont fait souvent la fortune des grandes erreurs en médecine.

L'absence de lésions à l'autopsie, absence toutefois infi-

niment rare, ne prouve rien non plus en faveur de l'essentialité ! Ne voit-on pas, en effet, des péritonites survenir
après les règles sans que l'on trouve des lésions dans l'utérus
après la mort? Les enfants qui succombent ont paru un
meilleur argument ! Eh comment! les enfants n'ont-ils pas
un foyer d'infection à l'ombilic comme les mères en ont un
dans la matrice? Il n'y a donc pas de raison pour abandonner le point de vue des symptomatiques ; cependant
jetons un coup d'œil sur leurs doctrines.

Ils posent en principe que les accidents de la fièvre puerpérale dépendent toujours de lésions matérielles ! Cette
affirmation a sa valeur ; pourtant je ne saurais regarder
comme les causes de la fièvre puerpérale ni la phlébite,
ni l'infection purulente ; ces affections compliquent effectivement la fièvre puerpérale, mais elles ne la constituent
pas.

Exposition. — Qu'est-ce que la fièvre puerpérale? M. Velpeau répond : C'est une péritonite puerpérale, modifiée par
quelque chose de spécial ; c'est une inflammation partant
du centre utérin et entourée de centres secondaires qui
retentissent sur le péritoine... Or, l'étendue du péritoine
explique tout. En effet, le péritoine est la grande toile qui
s'embrase rapidement et qui promène l'incendie sur tous
les organes. On comprend parfaitement que son inflammation trouble profondément tous les organes qu'il enveloppe,
indépendamment du retentissement nerveux qui résulte
de cette inflammation. La péritonite tue aussi, et très rapidement, après l'opération de la hernie étranglée. En résumé, la fièvre puerpérale est, pour M. Velpeau, une péritonite compliquée de phlegmasies multiples, de phlébite,
de lymphite, d'empoisonnements de sang développés chez
une femme, qui se trouve dans des conditions de prédispositions particulières, retentissant sur tous les viscères abdo-

minaux et sur l'organisme tout entier... Cela suffit, certes, pour expliquer sa gravité. Nous pourrions demander à M. Velpeau pourquoi il n'invoque pas aussi la cause véritable, les *lochies altérées* indiquées par Hippocrate, les lochies retrouvées dans le sang par M. Velpeau lui-même et signalées par lui comme une des causes les plus actives de sa décomposition.

La péritonite puerpérale diffère de la péritonite ordinaire en ce qu'elle est toujours compliquée des diverses phlegmasies des organes pelviens, d'infection et d'empoisonnement du sang. Les inflammations de l'utérus et des tissus voisins, l'inflammation des ovaires, des trompes, des ligaments larges, suffisent, selon M. Velpeau, pour expliquer comment le péritoine, tiraillé, meurtri, gorgé subitement de sang, finit enfin par s'*enflammer* extraordinairement, en subissant ainsi la plus terrible des inflammations par l'étendue des tissus qu'elle embrasse.

Toutefois, la péritonite peut se déclarer indépendamment de toute cause spéciale. La prédisposition créée par l'accouchement en rend facilement compte. Faut-il rapporter le voisinage du péritoine, la trituration à laquelle les parties ont été soumises, les efforts considérables et prolongés qu'a dû faire la femme pour expulser le produit de la conception? A ce moment, et tout à coup, il se fait chez elle un vide immense, une débâcle, un changement brusque dans la circulation, et la femme se trouve ainsi dans toutes les conditions qui développent l'inflammation. Les lésions qui suivent l'accouchement sont encore autant de causes qui peuvent faire éclater la fièvre puerpérale, ainsi la phlébite, la lymphangite, l'érysipèle, les phlegmons accidentels concomittants, qui se compliquent souvent du passage du pus dans le sang.

M. Velpeau termine ainsi son discours : « Notre pauvreté en thérapeuthique m'attriste ; nos confrères des hopitaux d'accouchement regardent la fièvre puerpérale comme incurable... C'est en vérité désolant!... La médication que j'avais proposée dans le temps a été abandonnée ; cependant j'en avais obtenu de bons effets. Je donnais les mercuriaux à haute dose et surtout à dose rapidement répétée, le calomélas à l'intérieur, les onctions mercurielles sur le ventre, les purgatifs, les bains ; j'ai ajouté depuis à cette médication les vésicatoires monstres et j'ai vu un grand nombre de femmes guérir par l'emploi simultané de ces moyens.

Essayons la méthode de M. Velpeau, mais ayons toujours présents à l'esprit ces paroles de Baglivi : *O quando difficile est curare morbos ! O quando difficilius easdem cognoscere. Fallunt vel peritissimus ac ipsos medicinæ principes. Tyrones mei cauti estote et prudentes in iis curandis, nec facilem promittite curationem ut* nebulones faciunt qui Hippocratem non legunt !

Passons maintenant à ce que nous appelons la péroraison de M. Velpeau, c'est-à-dire à toutes les choses excellentes que ce maître a dites à l'occasion de la fièvre puerpérale, choses qui se rattachent par quelque lien à la question, mais qui ont été jetés sans ordre dans la mêlée de la discussion. Parmi les plus importantes, citons les trois suivantes qui appartiennent à M. Velpeau, et qui ont pour nous force de dogme.

« 1° Les matériaux des lochies peuvent être repris par les vaisseaux (M. Velpeau les a suivis vingt fois dans les veines); 2° lorsqu'il y a du pus dans l'utérus ce pus peut être repris par les vaisseaux utérins béants après l'accouchement ; 3° les matières putrides de l'utérus charriées par les veines, peuvent être la cause de la péritonite des femmes en couches.»

Pour nous, le fait est *irrécusable*, le professeur Velpeau a indiqué là et la cause première de la fièvre puerpérale légitime, et la cause déterminante de l'infection putride ou purulente, qui est la fièvre puerpérale même de quelques symptomatiques. En un mot, M. Velpeau a démontré d'une manière péremptoire ce que le génie d'Hippocrate avait découvert ; à savoir que la fièvre puerpérale est une fièvre lochiale métastatique déterminée par le passage des lochies dans le torrent de la circulation. Or, si ce n'est pas là le mot de l'énigme que l'Académie cherche en vain depuis trois mois, nous avouons ne pas savoir où on pourrait désormais la trouver. Toutefois, il est bon d'ajouter que M. Velpeau n'a pas l'air d'attacher au résultat de ses découvertes la haute importance qu'il comporte, et qu'il ne semble pas même y avoir beaucoup réfléchi depuis quarante ans.

M. Velpeau a appelé l'attention sur ce qui arrive à la suite des piqûres anatomiques. « A la suite de ces piqûres, dit-il, les ganglions de l'aisselle s'engorgent et s'enflamment. Ils arrêtent au passage la matière morbifique et ils la travaillent ; car, bien qu'on ne voie rien sur le trajet des lymphatiques, on ne peut nier, dans ce cas qu'une molécule morbifique n'ait été transportée de la piqûre à l'aisselle et n'y ait déterminé l'*adénite.*» Méditez cette proposition aphoristique du chirurgien de l'Hôtel-Dieu, et voyez vous-même s'il n'est pas dans les voies de l'hippocratisme ? Qu'est-ce en effet que ces ganglions qui arrêtent la matière morbifique et qui la travaillent ? Ne reconnaissez-vous pas là l'effort de la nature prise sur le fait ? M. Velpeau ajoute : « Mais si, dans la lymphangite, les ganglions arrêtent au passage la matière morbifique et la travaillent (par l'inflammation sans doute, par l'*adénite*), il n'en est pas de même de la phlébite ; dans ce dernier cas, les molécules de pus entraînées dans des vaisseaux qui vont sans cesse en s'élargissant et par un torrent toujours plus rapide peuvent arriver ainsi jusqu'au cœur et causer de graves désordres.» Eh bien ! ne reconnaissez-vous pas les accidents qui se préparent, qui éclatent et qui se montreraient encore plus redoutables, si la fièvre ou le *tolle* général de l'organisme, ne venait mettre un terme à ce désordre, comme fait l'adé-nite dans le cas précédent ?

M. Velpeau rappelle ensuite avec justice et opportunité les beaux travaux de MM. de Castelnau et Ducrest, qui démontrent que l'injection du pus dans les veines, à petites doses répétées, a pour effet de produire tous les accidents de l'infection purulente. Nous demanderons encore pourquoi les lochies ou le lait résorbés n'en feraient pas autant ? Le pus, dit M. Velpeau, agit beaucoup plus par sa mauvaise qualité que par sa quantité. Il empoisonne le sang, et c'est à cet empoisonnement du sang qu'il faut rapporter les suppurations énormes qui leur succèdent. On a vu des foyers considérables se former en vingt-quatre heures au milieu des tissus sains. On s'est demandé comment une goutte de pus absorbée pouvait en très peu de temps déterminer partout des foyers considérables. MM. Dumontpallier et Ternier ont répondu par avance à cette question dans leurs thèses remarquables. « Le pus, ont-ils dit, engendre le pus. » Or, il y a bien là quelque chose qui rappelle la fermentation sur laquelle M. Bouillaud insistait il y a trente ans. Sous l'influence des ferments ou du pus, tout l'individu entre en suppuration, et avec des apparences inflammatoires souvent si minimes que l'hypothèse du dépôt de pus en nature ne nous surprend pas.

Avant de terminer, nous demanderons à M. Velpeau la permission de lui faire observer qu'il ne paraît pas avoir une idée bien nette et surtout bien médicale de ce que les hippocratistes entendent par ces mots fièvre essentielle.

Il est de fait que les hippocratistes admettent en principe que la fièvre essentielle précède toute *lésion appréciable ;* mais en insistant sur l'absence de cette lésion, comme sur une des conditions principales de la fièvre essentielle, ils sont loin de regarder cette fièvre comme un être de raison qui échappe à toute *cause saisissable !* Pour eux, au contraire, la fièvre essentielle a *nécessairement* une cause déterminante; seulement cette cause n'est pas, comme on l'affirme, une inflammation quelconque, pas même une péritonite, encore moins une gastrite ou une gastro-entérite, comme on disait dans ces temps déjà si loin de nous, où l'on mettait tout en œuvre pour *désentialiser* les fièvres!... Nous demanderons à cette occasion ce que sont devenues les gastrites et les gastro-entérites d'alors, et ce qu'on en a fait? C'est un renseignement curieux à recueillir, car il renferme un bien grand enseignement...

Pour les hippocratistes, toute fièvre indistinctement, fièvre essentielle ou symptomatique, primitive ou secondaire, est une réaction vitale, c'est-à-dire le fait de cette lutte synergique, qui, à des degrès différents, est le propre même de la vie et en caractérise en quelque sorte la loi fondamentale !... Car, sachez-le bien, pour les hommes qui ont étudié la tradition, qui la comprennent et qui la respectent, *vivre c'est réagir, cesser de réagir, c'est mourir.*

Ainsi donc les hippocratistes professent qu'il n'y a pas de fièvre ou de réaction sans une modification préalable et de la sensibilité et de la contractilité générale, sans une impression quelconque ressentie primitivement soit par les solides, soit par les liquides; mais ils soutiennent que la fièvre peut se déclarer indépendamment de toute inflammation *primitive,* et ils diffèrent sur ce point des symptomatiques qui prétendent que toute fièvre sans exception se lie, comme un *effet* à sa cause, à une inflammation ou à une lésion anatomique quelconque. En partant de ces principes, toute fièvre qui s'ajoute à une inflammation déjà existante et qui la complique est une fièvre symptomatique; toute fièvre, au contraire, qui préexiste à une ou à *plusieurs inflammations* est une fièvre essentielle; dans le premier cas, l'inflammation domine ordinairement la fièvre; dans le second cas, la fièvre domine les inflammations. Toutefois cet effet isolé est de courte durée, attendu que tout se lie, que tout s'enchaîne dans l'économie, les fonctions *allant en cercle (euntes in cir-culum)*, comme disait Hippocrate. Voici ce que c'est qu'une fièvre essentielle au point de vue hippocratique.

Une fièvre essentielle est une fièvre provoquée par une ou plusieurs des causes qui agissent primitivement sur les centres généraux de la vie; c'est-à-dire sur le cerveau et sur les plexus nerveux; sur le cœur et sur les gros vaisseaux, qui deviennent ainsi, non pas le *siége* de la maladie (comme le prétendent les Cnidiens), mais les *agents* de la réaction vitale, comme l'enseignent les hippocratistes.

Parmi ces causes, les unes paraissent agir primitivement sur le solide vivant, ce sont : les émotions en général, les vives impressions morales, les commotions physiques, les vicissitudes atmosphériques, les surchages électriques de l'atmosphère, le calorique, la lumière, le froid. Les autres semblent porter particulièrement leur action sur les liquides et sur les humeurs de l'économie : *ce sont* toutes les causes infectieuses et délétères qui pénètrent par les voies de l'absorption et circulent avec le sang qu'elles vicient : tels sont les virus, les venins, les contages, les miasmes nosocomiaux, les exhalaisons putrides, les effluves paludéens, les humeurs altérées.... et par conséquent, le lait épanché et les lochies resorbées, ces sources vraies de la fièvre puerpérale dédaignées aujourd'hui ! Voilà ce qu'on entend par une fièvre essentielle.

Et il est regrettable que des hommes éminents, que des professeurs chargés de faire des élèves, c'est-à-dire des prosélytes à la tradition scientifique, aient plus ou moins perdu de vue l'esprit de cette question fondamentale... la *fièvre !*

En somme, et pour revenir à M. le professeur Velpeau, il résulte de nos impressions qu'il a fait un discours-princeps ;

qu'il ressort de ce discours, dans lequel il a touché aux plus hautes questions de la pathologie générale, que la fièvre puerpérale est une fièvre métastatique lochiale et que l'hippocratisme, auquel les meilleurs esprits et les hommes les plus expérimentés reviennent malgré eux, est la seule doctrine dont les principes puissent donner la solution des questions fondamentales.

De plus, et toujours à notre sens, il ressort du discours du célèbre professeur que pour avoir une idée bien nette des sentences que l'on prononce à l'Académie, il faudrait que la docte compagnie voulût bien instituer auprès d'elle un rapporteur général exclusivement chargé de résumer ses débats importants ; jusque-là, on discutera sans s'entendre, comme aujourd'hui et pendant des années entières. Et le monde qui écoute et qui cherche à s'instruire ne sera guère mieux informé et mieux édifié après qu'avant la discussion.

M. Jules Guérin. — M. le docteur Jules Guérin est un des quelques académiciens qui, fidèles aux enseignements du passé, se ressouviennent des principes de leurs maîtres et cultivent avec honneur la philosophie médicale ; aussi est-il entré résolûment en matière. « Messieurs, a-t-il dit, si la spécialisation est bonne dans les sciences comme ailleurs, je pense que la généralisation l'est aussi, et je monte à cette tribune parce que : *Medicus sum et nihil medici a me alienum puto.* »

Malheureusement ces paroles ne devaient pas, dans l'esprit de M. Guérin, servir de texte à son discours ; le savant orateur ne s'était mis en frais de variante que pour expliquer son intervention dans le débat ; mais au fond son siége était fait sur un sujet de prédilection. M. Jules Guérin a traité *ex professo*, la partie physiologique et chirurgicale de la question.

M. Jules Guérin est si net, si méthodique, si logique dans ses conclusions qu'on ne saurait toucher à son résumé sans en altérer la portée... En effet, tout se tient dans son discours ; le principe est sa place et toutes les conséquences en découlent ; quant à ce principe, il appartient à M. J. Guérin qui l'a découvert et appuyé depuis sur de nombreuses observations et sur des faits nécroscopiques recueillis par lui et par le savant et très consciencieux docteur Brochin. D'autres vérifieront les faits sur lesquels M. J. Guérin a élevé son monument physiologico-pathologique ; nous nous contenterons de reproduire textuellement les conclusions de M. J. Guérin, les voici :

La plaie placentaire, à la suite de l'accouchement, se présente sous deux états physiologiques différents : comme plaie fermée, non exposée, suivant qu'elle reste et se cicatrise à l'abri du contact de l'air ; comme plaie exposée, suppurante, suivant qu'elle reste en communication plus ou moins permanente avec l'atmosphère.

Les conditions physiologiques qui décident de l'un ou de l'autre de ces deux états sont : la persistance du gonflement de l'utérus, dont le retrait s'arrête sous l'influence d'une sorte d'inertie ou de paralysie. La persistance de l'ouverture du col et du vagin dépendant de la même cause.

Les accidents pathologiques qui sont liés directement à la condition de la plaie utérine suppurante, sont les suivantes : altérations spéciales de caillots sanguins et des lochies ; suppression plus ou moins complète de la sécrétion lochiale, remplacée par la suppuration ; résorption des liquides altérés par les veines, les lymphatiques et le passage des mêmes liquides à travers les trompes utérines.

La fièvre puerpérale, qui a son principal point de départ dans cette altération *sui generis* de la plaie utérine, doit comprendre dans sa formule étiologique, l'état puerpéral antérieur du sujet, l'infection ou l'intoxication puerpérales résultant du milieu infecté ; comme le caractère de la plaie utérine exposée comprend la nature particulière de la plaie, du liquide qui la baigne et de la fonction spéciale dont elle était le siége immédiat.

La fièvre puerpérale, considérée comme effet collectif et comme résultante de tous ces éléments physiologiques, peut et doit conserver cette dénomination et rester comme une maladie à part, dont la nature et les caractères sont aussi distincts que les éléments étiologiques qui lui donnent naissance.

La fièvre puerpérale épidémique n'est que la fièvre puerpérale ordinaire à laquelle vient s'adjoindre une plus grande dose de miasme puerpéral porté à de plus hautes propriétés toxiques ; la fièvre puerpérale foudroyante n'est elle-même que la plus haute expression de cet empoisonnement.

La contagion de la fièvre puerpérale existe comme fait de transmission de la maladie d'un individu à un autre ; elle se présente sous deux formes principales : sous la forme infectieuse, miasmatique générale, et sous la forme d'inoculation directe utérine. Les deux formes sont presque toujours simultanées chez les femmes qui accouchent dans les Maternités.

Le traitement de la fièvre puerpérale présente deux grandes indications : favoriser d'abord la cicatrisation immédiate de la plaie utérine ; ramener ensuite autant que possible la plaie utérine qui tend à suppurer à la condition physiologique de la plaie fermée. Les moyens propres à remplir cette double indication sont : le seigle ergoté administré immédiatement après l'accouchement et lorsque l'inertie de l'utérus paraît vouloir persister ; les autres indications sont fournies par les différents états par lesquels passent l'utérus, ses annexes et l'économie entière, sous l'influence de l'altération et de la résorption des liquides utérins.

L'étude approfondie de la fièvre puerpérale, la considération de ses divers éléments pathologiques s'accordent avec les résultats de la statistique pour faire considérer les établissements de la Maternité comme institutions dangereuses et meurtrières, et pour faire demander comme un grand progrès, la suppression radicale de ces établissements sous quelque forme et sous quelque dénomination qu'ils se présentent.

Telle est la théorie de M. J. Guérin ; importante par les considérations qu'elle soumet à la méditation, elle emprunte une haute valeur à l'autorité de l'observateur perspicace et infatigable, qui l'a, passez-nous le mot, en quelque sorte *couvée* depuis douze ans. Aussi répéterons-nous avec M. Amédée Latour : « Observateurs, vérifiez l'exactitude du fait annoncé ; s'il est vrai, vos dénégations ne le détruiront pas ; s'il y a eu erreur ou illusion de la part de M. J. Guérin, le grand échafaudage physiologique et pathologique sur lequel il a appuyé son fait nouveau ne le préservera pas d'une chute ; mais de grâce vérifiez, ne niez pas. »

Et quand on aura vérifié ce fait, en résultera-t-il que toute la fièvre puerpérale est là, dans une plaie suppurante et dans un mécanisme physiologique? Vraiment non. La théorie de M. Guérin est peut-être applicable, avec quelques tempéraments, à la fièvre puerpérale que nous appellerons secondaire pour complaire aux symptomatiques, mais certes elle ne l'est nullement à la fièvre puerpérale franche, légitime, autrement dit, à la fièvre puerpérale essentielle. En effet, la fièvre puerpérale classique préexiste à toutes les lésions anatomiques, suite de couches ; elle est le produit d'une intoxication générale déterminée par le transport du lait ou des lochies dans le sang, et elle diffère essentiellement, sous ce rapport, de toute la série de fièvres ou d'inflammations symptomatiques ou consécutives qui surgissent à la suite des couches laborieuses ou mal conduites. M. Guérin affirme lui-même que le mouvement de fièvre que l'on nomme fièvre de lait n'a pas lieu, lorsque les lochies ne contiennent pas de pus, lorsqu'elles sont physiologiques, pour nous servir de son expression. Eh bien ! qu'il y réfléchisse encore, et il reconnaîtra qu'indépendamment de la fièvre puerpérale secondaire et symptomatique dont il a parlé, il existe une fièvre primitive et essentielle dont les modernes ont véritablement perdu le souvenir ! Un tel aveu de sa part trancherait la question, ou du moins amènerait entre les dissidents un rapprochement qui pourrait aboutir, avec le temps et la réflexion, à un consentement unanime.

Maintenant que les débats sont clos et que l'Académie s'est prononcée, il reste une opinion à faire avec toutes ces opinions, et l'œuvre est difficile et périlleuse, car, comme on l'a dit avec une raison profonde : « Chacun des orateurs l'a bien prouvé aux autres ; aucun n'est dans le vrai, voilà ce qui est vrai ! » Serait-ce le dernier mot de la question ? Que M. le docteur Jules Guérin se constitue, en cette circonstance, le rapporteur de l'Académie : nul n'est plus capable que lui de remplir cette délicate mission ; qu'il analyse, qu'il commente, qu'il synthéthise toutes les choses dites, et nous aurons tout ce que peut donner une pareille question, débattue devant un pareil conseil et résumée par un tel homme.

Avant d'aller plus loin, nous croyons devoir signaler quelques travaux importants qui ont été publiés par des auteurs recommandables, bien qu'ils ne soient pas membres de l'Académie. Nous citerons parmi ces travaux, les lettres de M. le docteur Béhier, la thèse inaugurale de M. Dumontpallier, les écrits de MM. Gallard et Jacquemier, et enfin les notes de M. Pidoux.

La thèse de M. Dumontpallier, libéralement dédiée à une douzaine de demi-dieux au moins, est antérieure à la discussion académique. C'est une monographie excellente, profondément pensée et lestement écrite par un esprit distingué, riche du présent et riche d'avenir. Il est à regretter seulement qu'elle ne traite que de l'infection putride et de l'infection purulente, et qu'elle réserve en quelque sorte la question principale, c'est-à-dire la question même de la fièvre puerpérale. C'est un fait que nous nous permettons de reprocher amicalement à l'auteur que nous estimons. Certes, il en sait beaucoup plus qu'il n'en a dit; mais peut-être quand il a pris la plume était-il encore sous le charme des douces émotions de la reconnaissance ? Peut-être a-t-il craint d'alarmer ses divinités tutélaires? Quoi qu'il en soit, il est homme à reprendre son œuvre *ex professo.*

Les lettres de M. le docteur Béhier font honneur à son savoir, à sa sagacité, à son aptitude; elles ont principalement pour objet d'établir une méthode de traitement; mais à en juger par les conclusions de M. Trousseau, qui a été le maître de M. Béhier, la méthode de M. Béhier n'est point supérieure aux autres. M. Béhier nous semble avoir plutôt *labouré* qu'élucidé la question. Néanmoins on lira ses lettres non-seulement avec fruit, mais encore avec plaisir, attendu qu'elles se distinguent par un parfum littéraire assez rare aujourd'hui.

Les travaux de M. Gallard sont généralement estimés et méritent de l'être. Ceux que M. le docteur Jacquemier a publiés dans la *Gazette hebdomadaire* se recommandent par un sens scientifique et une touche pratique très remarquables. Quant aux notes ultra-scientifiques de M. Pidoux, nous sommes aux prises avec elles et nous avons toutes les peines du monde à en déchiffrer le sens. M. Pidoux procède à la manière des anciens glossateurs, et son style miroitant nous fascine et nous jette dans un mirage continuel. C'est au point que nous saisissons difficilement quelques bribes au milieu de toutes ces richesses accumulées par le savant médecin de Lariboisière! M. Amédée Latour, qui est toujours bon. prince pour ses sujets, fait de temps en temps des efforts incroyables pour persuader à ses lecteurs que c'est par le vitalisme physiologique basé sur l'anatomie, et si éloquemment prêché par M. Pidoux, que la lumière pourra se faire sur les obscurs problèmes de notre science. Voilà bien une lueur d'espérance ; mais nous demanderons d'abord à M. Latour ce qu'il entend par le vitalisme physiologique basé sur l'*anatomie ?* Nous le prierons ensuite de nous traduire en langue vivante les principales notes de M. Pidoux, et alors, débile et mal informé que nous sommes, quand nous aurons été frappé de la grâce, quand nous aurons saisi les beautés et les vérités du vitalisme physiologique *basé sur l'anatomie*, nous *aviserons.*

Maintenant que tout est consommé à l'Académie, que dirons-nous de ces tournois singuliers dans lesquels on a vu les dépositaires de la science étaler sans vergogne les opinions les plus contradictoires? Que dirons-nous de ces étranges discussions entre maîtres, où, en partant du pied des faits, les uns ont dit *oui,* les autres *non ;* ceux-ci le contraire, ceux-là bien autre chose ! Que dirons-nous enfin de ce misérable jeu de paume dans lequel des hommes qui ont charge d'exemple et de dignité se sont meurtris à plaisir en se renvoyant comme des balles les saillies les plus risquées de l'esprit le plus débraillé !

Répéterons-nous, avec un de nos plus éloquents critiques, avec M. Amédée Latour, ces paroles attristantes et sévères ? «Nous assistons à un singulier spectacle !... La discussion académique met en évidence, de la manière la plus frappante, toutes les hésitations, toute l'incohérence des esprits en matière de pathologie générale. Creusez tant soit peu une question quelconque de médecine pratique et il arrive une de ces deux choses, ou qu'immédiatement vous rencontrez le roc, c'est-à-dire la stérilité, ou bien que vous tombez aussitôt sur un terrain tellement meuble et désagrégé, que toute végétation y est impossible.

» La fièvre puerpérale met en présence deux doctrines qui se croient opposées : la doctrine des localisateurs et celle des essentialistes. Eh bien! ni localisateurs ni essentialistes n'ont jusqu'au bout le courage ou plutôt la logique de leur opinion. Les localisateurs, après avoir minutieusement décrit toutes les altérations anatomiques de la maladie, s'arrêtent court et s'empressent de s'abriter : celui-ci sous le drapeau de la diathèse, celui-là sous la couverture commode de l'aptitude morbide, ce troisième sous le paletot complaisant du génie épidémique. Les essentialistes, de leur côté, accusent des retours imprévus vers les connaissances tirées de l'examen des organes, et au moment où vous les croyez carrément engagés dans les voies de l'essentialité morbide, soudain vous les voyez prendre la bifurcation qui conduit à la localisation anatomique. Nulle part on ne rencontre une conviction nettement et vigoureusement soutenue ; mais partout, au contraire, on ne voit que marche incertaine conduisant à des transactions inattendues!... Et il faut renoncer à comprendre le premier mot de la pathologie générale, si les localisateurs généralisent comme MM. Beau et Cazeaux, et si les essentialistes localisent comme MM. P. Dubois et Cruveilhier. »

Certes, voilà bien un tableau de maître, et pourtant on se demande encore si M. Amédée Latour a tout dit, ou s'il n'a pas craint au contraire de traiter la question trop au vif? La vérité est que la compagnie a présenté un spectacle bien affligeant!

On a parlé de tout excepté de la fièvre puerpérale! Les uns ont cru la voir où elle n'est pas, les autres n'ont pas voulu la reconnaître là où elle est. Ce n'était qu'élucubrations vertigineuses, engagements excentriques, impatiences puériles, et puis rien! Les uns se sont passé la fantaisie de causer de la métrite, les autres de la péritonite ; ceux-ci de la lymphangite ; ceux-là de la phlébite, de l'infection putride où de l'infection purulente ou de tout autre chose, mais il n'est venu à l'idée d'aucun des immortels d'*aborder* franchement, traditionnellement, la question de la fièvre puerpérale, c'est-à-dire de la fièvre causée par les lochies et par le lait, fièvre essentielle, s'il en fut jamais, pouvant effectivement revêtir une foule d'aspects différents et donner lieu à des résultats infiniment variés, mais restant toujours la même au fond en dépit de ses formes les plus bénignes ou les plus pernicieuses. En un mot, tout le monde est resté nonchalamment et piteusement sur le seuil et les dépendances de la question !... Aussi a-t-on entendu encore le docteur Amédée Latour s'écrier avec amertume et cette fois avec désespoir :

« En vérité, mes frères, je vous le dis : les temps approchent ! Tous tant que nous sommes, et plus ou moins, nous conspirons, pour en hâter la venue. Quels sont ces temps ? Ceux où le public, ne croyant plus à notre médecine que nous nous complaisons à détruire nous-mêmes, nous tournera le dos pour aller vers ceux qui lui disent : Nous croyons nous autres; et nous avons non-seulement la foi, mais la puissance, nous traitons le malade et nous guérissons la maladie... Tandis que nous, frères, que disons-nous ? Assistez à nos discussions académiques et surtout à la discussion actuelle, et, dites-le moi, que voulez-vous que pense, que voulez-vous que fasse le public en présence de ces négations affligeantes qui pleuvent de tous côtés?... Nous en sommes arrivés à ce degré que celui-là qui doute le plus, qui nie le plus, qui ridiculise le plus agréablement les croyances des autres est le *vrai* sage, le véritable savant, le plus habile médecin. Et remarquez que c'est de la bouche de ceux qu'on appelle les maîtres que sortent les plus tristes paroles de désespérance! Les ardeurs généreuses de la jeunesse,

ardeurs nécessaires, sont refroidies et éteintes sous ces dou-
ches de scepticisme à jet continu des corps savants et ensei-
gnants. Aussi que font-ils nos jeunes gens? Ils cherchent
une *fibrille inconnue*, une cellule innommée, un milligramme
de matière échappée à la savante analyse de leurs devan-
ciers ; mais qui d'entre eux, si ce n'est quelque rare et courageux esprit, ose penser à des recherches de thérapeutique
et de matière médicale !... Et l'on se plaint que la médecine
tombe dans la déconsidération ! Mais c'est de la terreur
qu'elle inspire cette médecine logomachique et égocratique !»

Nous vous recommandons cette page admirable de
sens, d'esprit, d'éloquence et de vérité. On dirait que le
dieu de la médecine s'exprime lui-même par la bouche de
M. Amédée Latour !... Et pourtant, il est à craindre encore
que cette sévère et sublime leçon ne soit ou incomprise
dans toute son étendue, ou perdue, comme tant d'autres,
trop pleines peut-être de vérités et d'enseignements !

Une des causes les plus actives de cette pathologie des
esprits qui menace notre science d'un cataclysme prochain,
c'est l'absence complète d'opinions essentiellement propres
à l'Académie de médecine considérée comme assemblée
dirigeante !... En effet, l'Académie de médecine n'a point
de caractère scientifique qui lui appartienne, et, semblable
en cela à sa sœur aînée et un peu muette la Faculté de
médecine, elle reflète l'opinion du dehors, l'opinion am-
biante, mais elle n'a pas d'opinion ! Elle est l'expression de
la science courante, elle s'en empare, elle s'en nourrit, elle
communique peut-être le mouvement, mais, certes, elle ne
le domine pas, et elle ne le commande jamais. Il lui manque deux conditions nécessaires pour accomplir un si grand
œuvre ! Le respect de la tradition et la connaissance des
principes ; il lui manque aussi le sens philosophique, bien
qu'elle possède dans son sein de savants historiens et
d'éminents philosophes !

Mais sortons au plus vite de l'espèce de léthargie qui nous saisit, évoquons les meilleurs souvenirs de nos études; et, enfin, efforçons-nous d'arriver à la solution scientifique de la question en faisant appel aux méthodes et aux principes de nos maîtres. La voie est tracée, il suffit de la suivre. Il faut élever la question pour la simplifier et la simplifier pour la résoudre. Nous élèverons la question en la portant à la hauteur des principes ; nous la simplifierons en la dégageant de tout ce qui n'est pas elle ; enfin, *nous la résoudrons*, en indiquant, d'après les principes, la signification pathologique absolue et caractéristique de chacun des éléments de l'affection puerpérale, éléments qui se divisent d'eux-mêmes en éléments de l'état passif ou affectif, et en éléments de l'état actif ou de réaction.

PHILOSOPHIE MÉDICALE.

DES PRINCIPES DU VITALISME APPLIQUÉS A LA SOLUTION SCIENTIFIQUE DE LA QUESTION DE LA FIÈVRE PUERPÉRALE.

> La médecine subsiste depuis longtemps, et elle a découvert des principes et une route par lesquels on est parvenu depuis plusieurs siècles à une infinité de choses dont l'expérience a consacré la vérité.
> (HIPP. DE LÉGE.)

La question que nous allons aborder est une des plus importantes entre toutes; en effet, ce n'est pas simplement de la fièvre puerpérale que nous allons parler, mais de la *fièvre* en général, c'est-à-dire de la réaction vitale! Or le dogme de la réaction est un des dogmes principaux de la médecine traditionnelle; il s'étend à tout et il domine en quelque sorte toutes les branches de la pathologie par la vive lumière qu'il jette sur l'histoire des maladies. Et, d'autre part, ce sera peut-être chose nouvelle, car, à en juger par ce qui se passe autour de nous, voire même dans les régions officielles, on dirait vraiment que bien des médecins méconnaissent ou n'ont jamais connu l'esprit de la médecine.

Qu'est-ce que la fièvre? Nous allons répondre à cette question par des définitions et des commentaires empruntés aux pères de la science, et aux maîtres les plus autorisés des temps modernes.

Selon Hippocrate : *Febris est naturæ instrumentum ;* selon Celse : *Denique ipse febris (quod maxime mirum videri potest) sæpe presidio est ;* selon Galien : La fièvre est comme le tableau original de l'art de la nature procédant en grand à la guérison des maladies.

Ainsi donc, selon l'esprit ancien, et dans les termes classiques, la fièvre est un effort salutaire, un mouvement de la nature médicatrice.

Les modernes ont adopté et consacré ce principe ; aussi, Sydenham nous dit : *Profecto enim est febris ipse naturæ instrumentum quo partes impuras a puris secarnat;* Stoll s'écrie : *Igitur febris affectio vitæ conantis mortem avortere.* Passons maintenant aux commentateurs, à Barthez, le plus célèbre de tous : « La fièvre, dit-il, est un effort synergique et salutaire ; cet effort consiste dans une réaction générale de l'organisme qui ayant une tendance et un but est, par cela même, une fonction. » Consultons M. Bousquet, un des maîtres les plus savants de l'Académie de médecine ; nous trouverons dans sa Thèse inaugurale cette définition saisissante, frappée au coin de la meilleure philosophie : « La fièvre, comme toute maladie, est une fonction accidentelle qui, semblable à toutes les fonctions, a une durée déterminée et une solution connue qui se manifeste par des signes propres et invariables. » Enfin, laissons parler M. le professeur Cayol, le maître des temps modernes à la Faculté de médecine de Paris, et le *seul* peut-être qui, depuis Bayle, Pinel, Laënnec, Corvisart et Récamier, ait formé à Paris des esprits assez puissants pour soutenir avec éclat la gloire de la médecine française.

Le corps organisé, dit-il, présente à l'observation médicale deux ordres de fonctions : les fonctions naturelles ou physiologiques et les fonctions accidentelles ou pathologiques ; les unes et les autres tendent, par des procédés divers au même but, qui est la conservation de l'individu.

Ces deux ordres de fonctions dérivent d'une seule et même loi, la *loi de la vie,* exprimée par le mot *force vitale,* lorsqu'il s'agit des fonctions naturelles ou physiologiques, et

par celui de *force médicatrice*, lorsqu'on étudie les fonctions accidentelles ou pathologiques qui constituent les
maladies.

La réaction pathologique peut être générale ou locale;
lorsque la réaction est aiguë, avec exaltation de la chaleur
vitale et de la sensibilité, elle prend le nom de fièvre ou
d'inflammation, suivant qu'elle est générale ou locale;
ainsi la fièvre est une réaction générale de l'organisme,
comme l'inflammation est une réaction locale de l'organisme? Donc, l'inflammation est une *fièvre locale*, comme
la *fièvre* est une inflammation générale; ces deux mots,
fièvre et *inflammation*, n'expriment ni le mode ni la nature
de la réaction, ils expriment seulement sa mesure et son
degré d'intensité.

Toute réaction locale peut exciter consécutivement la
réaction du cœur et des centres nerveux; elle devient alors
générale. Ainsi, toute inflammation locale, soit interne, soit
externe, peut devenir cause de fièvre, avec d'autant plus
de facilité que la partie affectée est plus irritable et qu'elle
a des sympathies plus actives avec le cœur et les centres
nerveux. Il y a donc des fièvres *primitivement* locales ou
symptomatiques.

La réaction générale ou fièvre est aussi *provoquée* directement par *diverses* causes spéciales, miasmatiques ou infectieuses, etc., et indépendamment de toute inflammation ou
lésion locale préalables; donc, il y a des fièvres primitivement *générales*, c'est-à-dire des *fièvres primitives* ou *essentielles*.

La fièvre n'est donc pas un être, mais un acte ou une
action de l'organisme; c'est une action provoquée, c'est-à-
dire une réaction; cette réaction a une tendance, un but;
c'est donc une fonction. La fièvre étant dans sa nature un
acte vital, il n'est donc pas permis de la confondre avec
les altérations ou les lésions matérielles des organes qui

n'en sont que les résultats éventuels ou les conséquences. Ainsi donc toutes les altérations physiques ou matérielles des organes (indurations, ramollissements, atrophies, hypertrophies, épanchements, suppurations, dégénerescences de toute espèce) sont des produits d'exhalations, de sécrétions ou d'autres fonctions pathologiques, lesquelles ont leur type dans les fonctions naturelles.

Voilà ce qu'on entend, en médecine hippocratique, par ce mot fièvre. Si messieurs de l'Académie avaient tant soit peu daigné se remettre au courant de ces choses dogmatiques, la discussion eût été moins nébuleuse, moins tourmentée, moins passionnée, et elle eût incontestablement obtenu un meilleur et plus honorable résultat.

Maintenant que nous avons fait connaître scientifiquement la fièvre en général, donnons la définition de la fièvre puerpérale. Qu'est-ce que la fièvre puerpérale? C'est une fièvre qui se lie essentiellement et exclusivement aux conditions passagères de la puerpéralité, conditions sur lesquelles nous reviendrons bientôt... C'est ainsi que dans le langage hippocratique, l'adjectif du mot générique fièvre, indique toujours ou la cause, ou la nature, ou l'état, ou l'objet, ou le but de la fièvre, et c'est là, sans contredit, un véritable enseignement préalable.

Simplification de la question.

Simplifier une question, c'est la reduire à ses plus simples éléments et à ses conditions exclusives; c'est, en ce qui concerne la fièvre puerpérale, indiquer méthodiquement ce qu'elle est et ce qu'elle n'est pas; c'est la dégager de tous les états morbides qui la précèdent, qui l'accompagnent ou qui la suivent; en un mot, c'est ne parler que d'elle, en respectant le *caractère qui lui est propre.*

Réduite à ses véritables et légitimes proportions et ramenée à ses termes classiques, la fièvre puerpérale est un mouvement fébrile essentiel, le plus souvent éphémère, et quelquefois durable, qui se lie primitivement et exclusivement aux phénomènes physiologiques de l'accouchement; phénomènes qui, dans certaines conditions et principalement sous l'action directe de causes infectieuses, comme les *lochies* ou le *lait* altérés, etc., etc., peuvent passer rapidement de l'état physiologique à l'état pathologique.

Dans le premier cas, cette fièvre éphémère des femmes en couches prend le nom de fièvre de lait; dans le second, on la désigne depuis Witlis sous le nom de fièvre puerpérale; Hippocrate et les anciens la désignent sous le nom de fièvre aiguë des femmes en couches.

Ainsi, la fièvre puerpérale légitime et franche est produite par l'action des lochies ou du lait dont les principes transportés dans le torrent de la circulation altèrent le sang, le décomposent, et produisent ainsi une série de phénomènes dont l'ensemble constitue l'affection puerpérale qui elle-même donne naissance consécutivement à la fièvre puerpérale. Ainsi donc, la fièvre puerpérale est une fièvre *essentielle*, *métastatique* laiteuse ou lochide. Telle était l'opinion des anciens, et elle a fait loi depuis Hippocrate jusqu'à Bordeu, et même au delà, car elle était encore en faveur dans les premières années de notre siècle. Nous avons consulté à ce sujet les écrits spéciaux les plus estimés, ceux de Monti, de G. Bauhin, d'Akakia et de Wolf; nous avons lu et médité le fameux recueil de Spach, intitulé : *Gynœciorum sive de mulierum tum communibus, tum gravidarum parientium et puerperarum affectibus et morbis*; recueil précieux qui contient les écrits de Paré, de Plater, de Sylvius, de Rousset, etc., etc.; enfin nous avons compulsé les savants rapports qui ont été faits sur cette maladie par les membres éminents de la Société de chirurgie, et voici ce que nous avons recueilli.

Hippocrate et Galien attribuaient la fièvre aiguë des femmes en couches à la suppression des lochies et à leur transport dans la masse du sang. Arétée, le sévère Arétée, partagea le même sentiment, qui fut aussi celui des médecins grecs et arabes des premiers siècles. Enfin, les médecins du XVIe et du XVIIe siècles, qui firent une étude particulière de la fièvre puerpérale, adoptèrent fidèlement les opinions de leurs prédécesseurs.

Mercatus admet deux formes de fièvre aiguë des femmes en couches ; l'une produite par la suppression des lochies et dans laquelle il fait entrer les observations rapportées par Hippocrate dans son livre *Des épidémies* ; l'autre produite par une suppuration qui se fait dans l'utérus. Il'attribue à cette dernière, les nausées, les douleurs des lombes, et la tuméfaction du ventre. Puis, à la manière des Cnidiens anciens et modernes, il établit des catégories particulières dans lesquelles il s'efforce de classer diverses inflammations abdominales, la diarrhée, la toux, l'hydropisie, l'œdème des cuisses et des jambes, décrivant à plaisir et confondant sous le même nom les accidents, les complications et les suites de la fièvre puerpérale, et délayant le tout dans un long commentaire, comme c'était l'usage alors.

Mercurialis, Roderic a Castro, Schenck, Willis, Doublet et Doulcet affirment que la fièvre puerpérale dépend de l'épanchement des lochies ou de la matière laiteuse ; et Solenander qui, dans son ouvrage intitulé *Consilia médicinalia*, désigne la fièvre aiguë des femmes en couches sous le nom de fièvre de lait simple ou compliquée ; Solenander affirme lui-même que cette fièvre n'a pas d'autre cause que le transport du lait dans le sang et dans les humeurs.

Enfin, la fièvre aiguë des femmes en couches a été tour à tour désignée sous les noms suivants : de fièvre lochiale, par Rocheus, Bonnacioli et Ryff; de fièvre laiteuse par Trincavilli ; de fièvre laiteuse, bénigne, inflammatoire ou ma-

ligne par Sydenham, Astruc et Le Roy; de maladie laiteuse par Hecquet ; de dépôts laiteux par Puzos, Levret, Van
Swieten, Lamothe et Bordeu; de diarrhée laiteuse par Bonté;
de miliaire laiteuse par Planchon et Gastelier. Or, tous ces
noms, toutes ces dénominations et toutes ces qualifications
prouvent assez que les anciens médecins attribuaient d'un
consentement unanime, la fièvre aiguë des femmes en
couches à une *métastase des lochies* ou du lait.

C'est donc uniquement par un besoin inexplicable de
changement, et par un mouvement irréfléchi, que l'orgueil
moderne s'est efforcé de briser ces données magistrales
amassées par l'expérience, sous la caution des hommes les
plus considérables de la médecine? C'est donc un devoir,
et un devoir impérieux pour nous, de rétablir les faits, de
leur rendre leur valeur primitive; et partant de continuer
à donner exclusivement le nom de fièvre puerpérale à la
fièvre qui a pour cause le mouvement, le transport et les
métastases des lochies et du lait. Nous savons que beaucoup de médecins ne veulent plus croire à ces chemine-
ments des humeurs, à ces transports, à ces métastases des
liquides; mais ont-ils tort ou raison? Ils ont tort au ban de
l'antiquité, et la génération qui monte fera bientôt et promptement justice de leurs dédains et de leur ignorance. « On
ne trouve plus de lait dans le sang ni ailleurs!... » disent-ils
avec ironie. A cela nous répondrons : Mais sait-on bien ce
qu'on trouve dans le sang? Pendant un temps on a soutenu que les globules du sang pouvaient, chez les femmes
enceintes, se transformer directement en pus dans les vaisseaux. Plus tard, M. Andral est revenu lui-même sur cette
opinion, qu'il avait lancée; et, enfin, on a reconnu que ce
que l'on avait pris pour des globules de pus dans le sang,
n'était que les globules blancs du sang lui-même. Eh bien!
nous demanderons si en cherchant encore et en cherchant
bien, sans prévention, sans idée arrêtée d'avance, on ne

finirait pas par trouver dans le sang des femmes atteintes de fièvre puerpérale, des globules de lait ou de matière lochiale ; c'est au moins un fait à constater.

Quant à la migration des humeurs et à leur transport d'un lieu sur un autre ; quant au passage des matières de l'utérus dans le péritoine et dans le sang, l'Académie s'est montrée assez attentive, assez patiente, assez conciliante ; M. Guérin a même à ce sujet voulu fixer l'attention sur l'office des trompes de Fallope... Il est vrai que le sarcasme s'est emparé de son idée et que M. Jacquemier a très agréablement plaisanté des trompes de Fallope, auxquelles il a donné malicieusement le surnom de pompes de M. Guérin, ce dont on a beaucoup ri ! Mais, au fond, le sarcasme et le gros rire n'ont rien détruit.

D'autre part, M. Velpeau a déclaré qu'il avait constaté, il y a plus de quarante ans, la présence des matériaux des lochies dans le sang ; et qu'il avait fait observer que lorsqu'il y a du pus dans l'utérus, ce pus ainsi que les matières putrides peuvent être repris par les vaisseaux utérins ; enfin, M. Depaul a parlé de gros flocons albumineux ou albuminoïdes qu'on trouve dans le péritoine, qui sont *particuliers à la fièvre puerpérale et n'appartiennent qu'à elle.* Or, nous demanderons à M. Depaul si, dans ces gros flocons, il n'y aurait pas trace de lait, et même s'il n'y aurait pas là du lait par flocons.

Dans un excellent et savant résumé que M. le docteur Prosper de Pietra Santa a donné de la doctrine de l'École de Florence (*Union médicale,* 24 juin 1858), il est dit : que les professeurs Georges Pellizani, Vannoni, Bufalini, regardent la fièvre puerpérale comme étant dans son origine, dans son essence une infection purulente, laquelle infection purulente se fait par les vaisseaux lymphatiques, par les veines utérines, et le plus souvent par la voie directe des trompes de Fallope. M. de Pietra Santa ajoute, en parlant des altérations anatomiques, que la muqueuse des trompes, alors même qu'elle était fortement distendue par le pus, n'offrait aucune trace d'inflammation, et il en tire cette conséquence, que la matière purulente n'est pas engendrée sur place, mais qu'elle est seulement transportée, et par conséquent que, dans l'espèce, les trompes de Fallope peuvent parfaitement absorber du pus dans l'utérus et le déverser dans la cavité péritonéale. Nous croyons qu'il n'y a rien à objecter à ces faits qui viennent, avec la théorie de M. J. Guérin, à l'appui du transport des liquides d'un point de l'économie sur un autre point.

D'autre part, Willis, Doublet et Bordeu ont trouvé le péritoine et les intestins farcis de lait; or, leurs observations ne vaudraient-elles pas, par hasard, la peine d'être reprises en considération? Nous croyons fermement qu'elles offriraient un bien grand intérêt à ceux qui en feraient, en cette circonstance, l'objet de leurs études et de leurs méditations.

Nous admettons volontiers que la matière lochiale ou laiteuse peut exciter sur lieu, primitivement ou consécutivement, des inflammations ou des réactions locales, soit de l'utérus, soit du péritoine, soit de tout autre organe envahi, et que ces fièvres puerpérales locales, autrement dit ces réactions, sont autant de groupes qui compliquent la scène d'une foule d'accidents et d'aggravations; mais cette concession faite, nous affirmons que la fièvre puerpérale essentielle est tout entière dans le tableau que nous en avons donné, et que tous les états secondaires qu'on voudrait lui rattacher avec effort, sont tout au plus à elle, mais ne sont *pas elle*.

Des affections qui précèdent, accompagnent ou suivent la fièvre puerpérale, mais qui ne la constituent pas.

A présent que l'on connaît la fièvre puerpérale légitime et que l'opinion scientifique est faite à son égard, que l'on admette subsidiairement avec Leacke et Hulme, médecins anglais; avec de La Roche, médecin de Genève; avec Pouteau, le célèbre médecin de Lyon ; avec Th. Cooper, avec Hunter, Gardien, Pinel, Gasc ou avec M. Béhier ; qu'on admette, disons-nous, que les inflammations soit de l'épiploon, soit de l'intestin, ou de la matrice, ou du péritoine, ou des veines, peuvent donner lieu à des accidents qui, en se liant à la puerpéralité, deviennent fort graves et provoquent une réaction à laquelle on a donné le nom de fièvre puerpérale... rien de mieux ; mais il n'en reste pas moins bien établi que ces accidents puerpéraux ne constituent pas la fièvre puerpérale proprement dite.

Que l'on admette, si l'on veut, avec MM. Velpeau, de Castelnau et Ducrest, que certaines altérations du sang, que la présence du pus dans les veines, que sa migration sur différentes parties de l'économie, ou son transport dans le torrent de la circulation, peuvent produire des affections qui présentent les caractères de la fièvre puerpérale et de la fièvre traumatique des opérés... rien de mieux encore ; mais on n'a pas affaire là à la fièvre puerpérale, on a affaire à une fièvre essentielle putride.

Que l'on admette encore, avec MM. Hervez de Chégoin, Velpeau, Cruveilhier et Dumontpallier, que la présence de caillots dans l'utérus peut, ainsi que les détritus qui baignent cet organe, déterminer une infection putride ou infection purulente, soit ; mais, nous le répétons, ces affections ne constituent pas davantage la fièvre puerpérale légitime.

D'autre part, que l'on dise avec Rivière, Willis et White, que la fièvre puerpérale est susceptible de revêtir les formes bilieuse, maligne ou putride ; ou bien encore que l'on répète, avec la plupart des auteurs, que le génie épidémique ou la constitution médicale régnante lui impriment un caractère spécial violent, contagieux, terrible, nous y consentons, mais en ajoutant toujours que ce n'est point encore là une fièvre puerpérale.

Enfin que l'on soutienne qu'une fièvre puerpérale, *sui generis*, est susceptible de s'engendrer spontanément par l'encombrement et l'entassement des nouvelles accouchées dans des salles trop étroites ou insuffisamment aérées ; que l'on ajoute même que la fièvre ainsi née des émanations miasmatiques des malades, se confine dans ces salles, à la manière d'une maladie infectueuse, et qu'elle y sévit mortellement ; qu'on s'accorde à donner à cette fièvre puerpérale miasmatique et accidentelle le nom de typhus puerpéral, ou celui de fièvre puerpérale épidémique infectieuse ou contagieuse, on ne fera-là peut-être qu'appeler les choses par leur nom ; mais, encore une fois, cela ne détruira pas l'existence naturelle du type primitif et franc qui caractérise l'entité désignée sous le nom de fièvre aiguë des femmes en couches, nom auquel on a substitué celui de fièvre puerpérale, auquel personne n'a encore osé toucher ! Or, c'est bien ici le cas de le dire : l'Académie, dans ses longues et verbeuses disquisitions, n'a véritablement poursuivi que cette fièvre puerpérale factice et accidentelle, et, passez-nous l'expression, comme le chien de la fable, elle a malheureusement pris l'ombre pour la proie !

Analyse clinique de l'affection puerpérale.

L'affection puerpérale offre à considérer :

1° Plusieurs ordres de causes morbifiques, savoir : des

causes spéciales, comme la gestation et la parturition ; des causes efficientes, comme le transport des lochies, du lait ou de matières putrides sur des organes importants ou dans le torrent de la circulation ; des causes déterminantes, comme l'encombrement, le groupement, le génie épidémique, les fortes émotions morales ;

2° Un état spécial temporaire, exclusivement propre aux femmes enceintes. Cet état, désigné sous le nom d'état puerpéral, consiste dans une disposition générale des liquides et des humeurs qui prédispose la femme à une foule d'accidents et d'affections ;

3° Un état de pléthore laiteuse qui a pour résultat direct d'engorger les seins et de porter sur l'utérus et dans le tissu cellulaire la partie surabondante du lait, et pour résultat indirect de provoquer un mouvement fébrile qui tend à pousser cette humeur superflue sur les voies excrétoires. Les femmes nourrices éprouvent elles-mêmes cette fièvre salutaire, lorsqu'elles ont beaucoup de lait ;

4° L'affection puerpérale, c'est-à-dire l'état de l'économie affectée passivement, soit par l'épanchement et la métastase des lochies, soit par l'épanchement ou le transport du lait sur des organes ou sur des liquides importants ;

5° Les groupes de symptômes propres à l'état puerpéral, à la pléthore laiteuse et à l'affection puerpérale ;

6° La fièvre puerpérale, ou le mouvement fébrile général suscité par la nature, dans le but de *débarrasser* l'économie des principes morbifiques qui causent et entretiennent l'affection ;

7° Les inflammations puerpérales, ou les *réactions locales* déterminées par les matières morbifiques ou par les excès mêmes de la *fièvre*, ou *réaction générale*.

8° Les complications et les aggravations organiques ou fonctionnelles de la fièvre puerpérale ;

9° La marche naturelle de la fièvre puerpérale ;

10° Les produits de toutes sortes déterminés par les mouvements inflammatoires ou fébriles, et consistant en des épanchements de liquides, des abcès, des dépôts laiteux, des lésions d'organes et des altérations humorales ;

11° Le traitement prophylactique ;

12° Le traitement curatif.

Analyser ainsi la question, la montrer successivement sous ses divers aspects, et la poursuivre ensuite sur tous les développements, c'est pour ainsi dire la résoudre ; car c'est indiquer la seule manière d'y parvenir. Nous n'entrerons point dans d'autres détails, car il nous faudrait écrire un volume pour les aborder tous. Nous nous contenterons de faire observer que chacun des éléments que nous venons de signaler a une importance clinique et une signification pathologique spéciale, et que, en dernière analyse, tous les phénomènes de l'état morbide se résolvent en *deux groupes*, qui forment pour le médecin hippocratiste le groupe des phénomènes de l'affection et le groupe des phénomènes de la réaction.

RÉSUMÉ ET SYNTHÈSE.

TABLEAU DE LA FIÈVRE PUERPÉRALE.

> Unicuique morbo uon fictitia, sed certa et proprie
> natura est.
> (BAGLIVI.)

Ces paroles de Baglivi sont parfaitement applicables à
la fièvre puerpérale. En effet, il n'y a pas de maladie qui
ait une nature plus franche, plus arrêtée, plus personnelle,
si on peut s'exprimer ainsi ; pas de maladie dont les caractères soient mieux tranchés, plus univoques, plus *consen-
tants ;* pas de maladie, enfin, dont les symptômes se succèdent plus régulièrement et dont les effets soient aussi
constamment les mêmes, comme le fait très judicieusement
remarquer le professeur Leake dans son bel ouvrage sur
la fièvre des femmes en couches, *child-bed fever.*

Et en effet, si la fièvre des femmes en couches présente
quelques rapports avec d'autres fièvres, et particulièrement
avec les fièvres traumatique et miasmatique, il est cependant bien reconnu qu'elle en diffère profondément par son
origine, ses symptômes, ses complications et sa terminaison, qui en font une maladie spéciale et unitaire, susceptible à la vérité de se montrer sous des aspects différents,
mais qui, au fond, n'en conserve pas moins son caractère
primitif, original, essentiel.

Maintenant, que les anciens auteurs l'aient désignée
alternativement sous les noms de fièvre laiteuse, utérine,

lochiale, métastatique, etc., cela ne prouve qu'une chose, c'est que la même cause produit des effets différents et que chaque auteur a pu, par conséquent, se croire dans la voie en donnant à la fièvre puerpérale un nom directement en rapport avec la forme qu'il a été à même d'observer le plus souvent, mais encore une fois cela ne change rien au fond, à l'opinion que les anciens avaient de la nature de la fièvre puerpérale qu'ils rapportaient tous à une métastase des lochies ou du lait.

Chez presque toutes les femmes nouvellement accouchées, la nature suscite un léger mouvement fébrile, en d'autres termes, une petite fièvre légère et éphémère; on a donné à cette fièvre physiologique et naturelle, le nom de *fièvre de lait*.

Quelquefois, ce mouvement fébrile s'élève, s'exaspère et s'*organise* en quelque sorte sous l'action d'une métastase des lochies ou du lait et des altérations que ces liquides font subir au sang, on dit alors qu'il y a fièvre puerpérale.

Donc la fièvre puerpérale est une fièvre *essentielle*, *métastatique*, *laiteuse* ou *lochiale*, et elle appartient, par sa nature et par son but, à l'ordre des fièvres expulsives ou éliminatrices.

Une fois déclarée, la fièvre puerpérale peut prendre la forme inflammatoire, bilieuse, putride ou maligne; elle peut emprunter un caractère contagieux et pernicieux, soit au génie épidémique, soit à la constitution médicale régnante; enfin, elle peut déterminer des inflammations consécutives, et se compliquer même d'une foule d'accidents; mais en dernière analyse, elle reste toujours fièvre puerpérale, présentant des indications différentes suivant les divers sujets et les différents cas.

La fièvre puerpérale est produite par toutes les causes qui peuvent arrêter l'écoulement des lochies, supprimer l'écoulement du lait ou opérer le transport de ces liquides dans le torrent de la circulation ou sur des organes principaux.

Lorsqu'elle ne sort pas de ses limites naturelles, la fièvre puerpérale, succédant par réaction à l'*affection puerpérale*, est une fièvre salutaire, comme le fait remarquer Sydenham, qui recommande d'agir à son égard avec la plus grande circonspection, et même d'en abandonner complétement la guérison à la nature lorsqu'elle vient à se compliquer.

Une fois en vigueur, la fièvre puerpérale peut occasionner une foule d'accidents ou de lésions qu'il faut bien se garder de confondre avec les états puerpéraux primitifs.

Les symptômes de la fièvre puerpérale sont *décisifs* et *absolus*, les ayant décrits plus haut, nous nous abstiendrons de les reproduire de nouveau.

En méditant sur la valeur relative de chacun des éléments de la fièvre puerpérale et des symptômes qui la caractérisent; en interprétant cliniquement tous les phénomènes critiques qui se montrent isolément ou simultanément chez les femmes qui ont guéri de cette affection, on arrive, avec de la persévérance, à se faire une idée complète et médicale de l'état morbide fort complexe qui résulte de l'ensemble de ces phénomènes d'*affection* et de *réaction*. Ainsi, par exemple, dans la première période de la maladie, on assiste *véritablement* au mouvement et au transport des matières laiteuses ou lochiales sur des organes ou des parties qu'elles envahissent en quelque sorte en ennemies. Dans la seconde période de la maladie, on distingue parfaitement le travail de la nature médicatrice qui s'efforce de pousser les matières morbifiques vers les émonctoires naturels. Enfin, dans la troisième période, la lutte est évidente pour tout le monde; les crises et les jugements se prononcent, et l'on est à même de voir et non sans admiration, l'économie tout entière, naguère oppressée ou en convulsion, rentrer d'elle-même dans l'ordre dès que la nature est parvenue à chasser au dehors les matières nuisibles, les matières putrides, les matières peccantes, comme disaient les anciens! Du reste, ces vérités vont ressortir du tableau que nous allons faire de la marche naturelle de l'affection puerpérale.

La marche naturelle de l'affection puerpérale offre trois temps principaux à suivre et à considérer; ce sont: l'invasion, le progrès et la terminaison.

Dans l'invasion, la petitesse et la concentration du pouls, le désordre de la physionomie, le frisson, les anxiétés, les nausées annoncent qu'une humeur *devenue étrangère* cherche à se porter sur quelque point de l'économie, tandis que la disposition antécédente des liqueurs et l'état actuel des mamelles vides, flasques ou subitement desséchées, démontrent la nature de cette humeur.

Dans le progrès, la douleur du ventre, le météorisme ou la tuméfaction de l'abdomen, la diarrhée et l'augmentation des anxiétés annoncent que cette humeur est déposée dans la région abdominale. Dans presque tous les cas, les signes qui manifestent d'abord sa présence dans le bassin ne sont pas équivoques. Quelquefois, c'est dans le cerveau qu'elle se porte avec une rapidité étonnante; on la reconnaît à la douleur de tête et au délire : dans d'autres circonstances, c'est sur la poitrine, alors, la difficulté de respirer et le point de côté l'indiquent; tantôt enfin, elle agit ou sur la poitrine qu'elle enflamme, ou sur la masse du sang qu'elle décompose! A l'époque de la terminaison, on voit apparaître les sueurs, les crachats laiteux, l'œdème des extrémités inférieures, les abcès, les dépôts à l'utérus, la diarrhée laiteuse, l'éruption miliaire, et il est impossible de ne pas reconnaître un mouvement synergique, un effort général et salutaire, dans cette série de mouvements critiques plus ou moins prononcés, plus ou moins décisifs, qui n'apparaissent jamais seuls, mais qui se développent de concert pour opérer la guérison de la maladie. *Confluxio una, conspiratio una, consentientia omnia.* (Hipp.)

Avant d'entreprendre un traitement actif, il faut toujours avoir présent à l'esprit, que, de l'aveu dogmatiquement formulé par une foule d'observateurs tant anciens que modernes, il est expérimentalement *établi* que la fièvre puerpérale, cesse d'elle-même à la suite de quelques retours naturels des liquides vers leur source; et plus souvent encore à la suite d'une ou de plusieurs crises complètes, qu'il est par conséquent toujours utile de favoriser... Ainsi on a vu la maladie se *juger* par le retour du lait aux seins ou par son libre écoulement (Celse, Arétée, Aétius), par la réapparition et le flux abondant des lochies (Hippocrate, Galien, Paul d'Égine, Levret, Tissot, Planchon), par des sueurs laiteuses (Sydenham, Lamothe, Lepecq de la Clôture, Leake, Gastelier), par des exanthèmes miliaires (Bordeu, Bonté, Bonnals), par des diarrhées laiteuses (Willis, Hoffmann), par des salivations et des expectorations abondantes (Albucasis, Puzos), par des urines laiteuses (le docteur Peu et Van Swieten), par des abcès ou des dépôts (Bordeu, Planchon, Levret).

Et qu'on ne vienne pas nous répéter comme aux beaux jours de la médecine physiologique, que l'âge d'or des crises est à jamais passé !... Car nous saurions démontrer que si les crises sont plus rares aujourd'hui, la cause en est surtout à l'ignorance et à l'impatience d'une foule de médecins qui se sont livrés trop tôt à la pratique active, qui n'est qu'une routine accablante, quand une science supérieure et vaste ne lui a pas ouvert le chemin et ne l'éclaire pas constamment sur la voie. *Sic et medici fama quidam ac nomine multi, re autem ac opere, perpauci* (Hipp.).

Ainsi, croyez-le bien, les crises seraient plus fréquentes et plus efficaces si on savait respecter davantage les tendances, les mouvements et les efforts de la nature ; si on comprenait mieux l'esprit de la médecine et la puissance de la nature ; enfin si on ne dérangeait pas continuellement son ouvrage par d'imprudentes manœuvres, par des saignées ou par des drogues le plus souvent prescrites en dépit du bon sens ! Mais, malade ou médecin, on se lasse d'attendre, on reproche à la nature ses lenteurs salutaires, on s'agite, on essaye tel ou tel moyen admis sur la foi de quelques expériences suspectes, on se hâte, on *se livre* et l'on paye le plus souvent de sa vie, son impatience, son imprudence et sa faiblesse ! Il en serait tout autrement si on daignait se rappeler que l'ordre et la marche des maladies sont réglés par des lois naturelles et que la doctrine des crises, qui s'appuie sur la connaissance de ces lois, repose elle-même sur des faits nombreux et incontestables et sur des observations séculaires.

Stoll l'a dit avec une raison profonde, il faut traiter plutôt que combattre la fièvre puerpérale ; dans cette affection, le traitement prophylactique est souvent supérieur au traitement curatif.

Le traitement prophylactique repose sur la connaissance des causes qui peuvent amener le développement de la fièvre puerpérale. Il consiste dans la mise en pratique de précautions et de moyens que l'expérience a consacrés comme étant propres à prévenir, à affaiblir et à détruire les prédispositions à la fièvre puerpérale ; la plupart de ces moyens appartiennent à l'hygiène.

Il est un moyen cependant plus efficace que les autres, en ce qu'il agit directement et rapidement sur une des causes principales de la maladie. C'est la *succion* du sein, c'est l'allaitement maternel qui, en maintenant le lait dans ses conduits ou en le rappelant vers sa source, l'empêche de s'épancher et partant de se porter sur des parties étrangères à sa destination. Astruc, Van Swieten, Hecquet, Tissot et Bordeu faisaient le plus grand *cas* de ce moyen ; ils le regardaient même comme un des plus puissants auxiliaires du traitement curatif. L'exercice en plein air, la vie calme, un régime alimentaire bien ordonné, des bains fréquents et des soins extrêmes de propreté ajoutent encore à l'efficacité de ce remède naturel.

Le traitement curatif est basé sur les données de l'observation et de l'expérience, sur la connaissance des ressources ordinaires de la nature et sur celle des moyens auxquels l'art, imitant la nature, a recours ordinairement avec le plus grand succès. Il consiste :

1° A détruire les éléments de l'affection, c'est-à-dire les causes prédisposantes et efficientes, telles que la pléthore sanguine, laiteuse ou bilieuse; l'état inflammatoire, l'état saburral, l'embarras gastrique ou intestinal, les spasmes, l'exaltation ou la mobilité nerveuse ; en un mot, tout ce qui, en dérangeant ou en perturbant la secrétion du lait ou l'écoulement des lochies, peut contribuer à en opérer la métastase.

2° A rappeler ces liquides à leur source, ou bien à seconder l'action de la nature qui tend à les porter à la peau, aux intestins ou aux reins, c'est-à-dire au foyer même des émonctoires de l'économie.

3° A modérer les inflammations et la fièvre, et à les combattre au besoin dans leurs excès ; à s'opposer à la putridité des humeurs, et à régulariser le genre nerveux.

4° A résoudre les engorgements de l'utérus, du cerveau ou du poumon, ou du moins à adoucir les effets qui en résultent.

5° A ouvrir, ou à faire aboutir par les moyens de l'art, les dépôts laiteux et les abcès.

6° A pratiquer les ponctions selon la méthode de *Bossu*, maître en chirurgie, méthode qu'il a préconisée dans un Mémoire très remarquable publié en 1796, sur la fièvre puerpérale accompagnée de péritonite avec épanchement.

On obtient tout ou partie de ces résultats à l'aide de remèdes libéralement offerts par la thérapeutique ; mais qu'on *nous permette* ici de le répéter, le chef-d'œuvre de l'art, en cette maladie comme en toutes, c'est de savoir reconnaître les cas où tout est à craindre si l'on n'agit pas avec hardiesse, où tout est à espérer au contraire, si on se renferme dans une sage expectation. Or, celui qui possède ce don précieux est incontestablement un bien grand artiste !... Mais où est-il donc ? Qu'on nous le présente afin que nous le félicitions : *Ubi est laudabimus eum.*

Nous avons exposé le traitement curatif rationnel et méthodique de la fièvre puerpérale classique, comme l'appelle le professeur Cruveilhier ; quant au traitement de la fièvre puerpérale que nous nommerons analogique, pour nous servir de l'expression du savant professeur, nous aurions évidemment le plus grand tort d'en parler, attendu que l'école fantaisiste, ordinairement si satisfaite et si tranchante, déclare elle-même très humblement que, dans la majorité des cas, le traitement n'aboutit à rien de bon. Ce qui justifie l'aphorisme ancien : *Aliquando, optima medicina interdum est medicinam non facere.*

Exposé sommaire des conclusions générales des treize orateurs qui ont pris part à la discussion.

Voici réduites à leur plus simple expression les conclusions des treize orateurs qui ont pris part à la discussion ouverte à l'Académie, sur les trois questions ainsi posées par M. Guérard : Quelle est la nature de la fièvre puerpérale ? Quel est son mode de propagation ? Quel est le traitement qu'il convient de lui appliquer ? Ont répondu :

M. Depaul. — La fièvre puerpérale est une fièvre essentielle résultant d'une altération primitive du sang ; elle se propage par infection ; le traitement est encore à trouver.

M. Beau. — La fièvre puerpérale est une péritonite, *sui generis*, qui se développe sous l'influence d'une *diathèse spéciale ;* l'ipéca et le sulfate de quinine sont employés avec succès.

M. Piorry. — Ce n'est ni une fièvre essentielle, ni une maladie à venin spécial ; c'est la maladie d'une femme qui est atteinte de quelques-uns ou du plus grand nombre des états organopathiques suivants : métrite, péritonite, phlébite, péritonite septico-purulente, septicémie, pyémie, etc. La fièvre puerpérale ne comporte pas de traitement spécial ou absolu, il faut traiter méthodiquement les divers états organopathiques.

M. Hervez de Chégoin. — La fièvre puerpérale est causée tantôt par la présence de caillots putréfiés dans l'utérus, tantôt par la putrescence de la matrice ; la fièvre puerpérale est peu ou pas contagieuse. Le traitement consiste à éliminer ou à neutraliser la cause morbifique et à mettre l'organisme dans des conditions capables de résister à l'action de la cause toxique.

M. Trousseau. — La fièvre puerpérale n'existe pas ; la fièvre qu'on désigne sous ce nom est commune aux enfants, aux hommes et aux opérés... Elle est déterminée par une cause spécifique, par un ferment, par un levain morbifique. Elle ne comporte pas de traitement véritablement efficace.

M. Dubois (Paul). — La fièvre puerpérale a pour cause une altération du sang par un agent inconnu. La contagion existe-t-elle ou n'existe-t-elle pas ? Qu'on y prenne garde ;

la question est plus difficile à résoudre qu'on ne le croit généralement. Toutes les médications sont inefficaces d'une manière générale, bien que des succès soient obtenus par chacune d'elles. Relativement aux Maternités, il ne faut pas innover, il faut améliorer ce qui est.

M. Cruveilhier. — La fièvre puerpérale est à la fois une fièvre et une phlegmasie résultant d'une source commune, l'infection miasmatique. C'est la fièvre traumatique des nouvelles accouchées. Elle est éminemment contagieuse. Toutes les méthodes de traitement sont infidèles; il faut absolument supprimer les Maternités.

M. Danyau. — C'est une maladie déterminée par un principe miasmatique qui altère le sang. Elle est contagieuse. Il n'y a pas de traitement véritablement efficace. Il faut réduire les lits dans les Maternités.

M. Cazéaux. — La fièvre puerpérale est le produit d'un état puerpéral caractérisé par une altération des liquides de l'économie et notamment du sang. Elle est contagieuse; tous les modes de traitement ont échoué.

M. Bouillaud. — Il n'y a pas de fièvre puerpérale, mais un état puerpéral parfaitement identique à l'état traumatique des opérés; du moment où la fièvre puerpérale a pris la forme typhique, tous les traitements deviennent impuissants. Il faut assainir les établissements et limiter le nombre des malades.

M. Velpeau. — C'est une fièvre symptomatique; c'est une maladie locale de forme spéciale, qui suscite l'inflammation péritoniale; c'est une péritonite modifiée par quelque chose de spécial; elle n'est pas contagieuse; on peut espérer de bons effets de l'emploi des mercuriaux à haute dose et des vésicatoires monstres.

M. Jules Guérin. — La fièvre puerpérale a son point de départ principal dans l'état particulier que présente la plaie placentaire. Il existe cependant un miasme puerpéral. La fièvre puerpérale est un effet collectif; elle est contagieuse. Le traitement consiste à favoriser la cicatrisation de la place utérine. La suppression radicale des Maternités est indispensable.

Ainsi, sur douze orateurs entendus, on peut compter: des essentialistes, des demi-essentialistes, des essentialistes sans le vouloir, des essentialistes sans le savoir ; des localisateurs absolus, des demi ou des quart de localisateurs ; des localisateurs avec tendance à l'essentialisation ; des essentialistes avec amour pour la localisation ; des spécifistes, des thyphistes, des traumatistes et des néo-traumatistes !...

Maintenant débrouillez-vous, arrangez-vous, composez-vous une religion médicale avec les dogmes de tous ces chefs d'école, véritables pontifes de l'enseignement officiel ; essayez si bon vous semble de concevoir une grande idée de ces débats fameux dont M. Jules Guérin a donné le résumé en ces termes si simples et si vrais : « Depuis quatre mois que dure la discussion, il ne s'est pas produit deux opinions semblables, et toutes ne se sont rencontrées qu'en un point, l'impuissance de l'art !... Entreprenez, commentez, imaginez ; pour nous, en présence de la confusion des langues et de cette déroute de la tradition et des principes, nous répétons avec les médecins des derniers siècles :

» Que la fièvre puerpérale est une fièvre essentielle lochiale ou laiteuse, non contagieuse de sa nature, mais pouvant accidentellement le devenir sous l'action des causes miasmatiques et infectieuses ; que la fièvre puerpérale est facilement guérissable lorsqu'elle est simple, mais qu'elle est au contraire difficilement curable quand elle est compliquée, et qu'alors il est prudent d'en confier la guérison à la nature, en se contentant de surveiller et de seconder ses efforts. »

Enfin nous terminerons par cette conclusion, qui résume notre sentiment sur les débats de la rue des Saints-Pères : L'Académie a déraillé au premier choc ; elle a suivi à toute vapeur le train des typhus et des épidémies puerpérales, et elle a complétement perdu de vue la fièvre puerpérale essentielle, qu'elle a dédaigneusement laissée sur la voie !

Nous avons parlé !... mais que vont dire bientôt ces praticiens à outrance qui pullulent dans les carrefours et sur les routes ; ceux-là surtout, qui pour nous servir de l'expression de M. Trousseau, n'ont retenu des bancs de l'école que la poussière qu'ils y ont essuyée ; car il en est malheureusement de cette poudreuse espèce? Que vont-ils dire, ces Spartiates, ces difficiles, en apprenant qu'un théoricien s'est permis de traiter, *in extenso*, une question aussi cliniquement feutrée que celle de la fièvre puerpérale? Ce qu'ils vont dire? nous l'ignorons ! Toutefois, ils sont bien capables de nous infliger les réflexions les plus désobligeantes... Mais au fait, que nous importe? n'avons-nous pas des juges autrement compétents, parmi tant de médecins à la fois hommes de science et hommes de l'art, qui dans les diverses contrées, et souvent dans les plus petites localités, cultivent avec ardeur la littérature médicale et la médecine scientifique! Ne comptons-nous pas là de bons amis que *nous ne connaissons pas*, que nous n'avons même jamais vus, mais qui ont lu et médité nos livres? amis naturels et sincères qui stéréotypent leur estime pour nos travaux sur les registres de notre honorable éditeur.

Laissons donc clabauder la foule, et contentons-nous de l'encouragement et du suffrage de ceux qui aiment le travail et qui savent ce que valent quelques bonnes idées semées sur le chemin. Quant aux jeunes médecins dont le jugement, que l'on fausse tous les jours, pourrait être égaré par ce qui se passe autour d'eux, nous leur dirons : Sachez bien, Messieurs, qu'il n'y a point de pratique, ni même de routine, si sotte, si plate, si ridicule que vous puissiez avec effort vous la figurer, qui ne soit au fond l'expression d'une conception quelconque, supérieure ou commune, scientifique ou vulgaire ; d'où il résulte que tout praticien, en dépit même des dédains qu'il affiche pour la théorie, est toujours, malgré lui, un théoricien de haut ou de bas étage, qui sait beaucoup ou qui sait peu, qui sait mal ou qui sait bien, mais qui agit toujours instinctivement ou scientifiquement, en raison de ce qu'il sait.

Du reste, ce qui s'est passé à l'Académie vient parfaitement à l'appui de notre sentiment. En effet, a-t-on jamais surpris la grande pratique en plus flagrant délit de défaillance et d'impuissance ? A-t-on jamais trouvé sur le roc plus de stérilité ? Est-ce donc là tout ce que l'exercice de la médecine le plus délicat et le plus étendu a révélé aux matadores les mieux informés des premières cliniques du monde ? Évidemment non ; car s'il en était ainsi, on aurait le droit de dire les choses les plus détestables de la pratique, impartialement jugée par ses œuvres et dans ses derniers résultats... Espérons donc ! Toutefois, répétons que la pratique est incontestablement une chose essentielle, fondamentale et considérable, mais à la condition expresse d'être incessamment fécondée par une vaste instruction théorique, car sans la science pas de pratique digne de ce nom, mais tout uniment une tactique bâtarde, un stupide et mécanique tâtonnement. Du reste, notre réflexion s'applique non-seulement à la médecine, mais encore à la musique, à la sculpture, à la peinture, qui exigent toutes de fortes études théoriques.

Il est vrai que le public qui nous adore (quand il a besoin de nous) se complaît à croire que tout docteur est un savant, également versé dans les principes de la science et les habitudes de l'art. Il suppose même à plaisir (*profanum vulgus*) qu'une longue pratique est infiniment préférable à une grande science !... Mais le public se trompe et nous fait trop d'honneur. On forme à l'école de bons aides et quelques artistes, mais on fait bien peu d'élèves dans la sévère acception du mot ! On enseigne à l'hôpital la petite chirurgie et la petite médecine, l'art bénin de faire des pansements élégants et d'administrer des remèdes à la mode; mais on n'y enseigne plus la haute science des Fernel, des Duret, des Baillou, des Sthal, des Sydenham, des Hufeland et des grands institutistes; c'est une lettre morte dont on ne parle plus !

Néanmoins, le temps aidant, les disciples deviennent des médecins, ou à peu près, et ce sont eux qui nous expédient tous les jours pour modèles, sous le titre modeste d'observations, ces plaisants croquis de maladies qui remplissent certains journaux, et qu'on prendrait volontiers pour des charges pouffées par des rapins, s'ils n'étaient signés de noms honorables. Effectivement on y chercherait en vain ces vigoureux coups de pinceau qui frappent par la hardiesse, l'éclat, l'économie et la sûreté des tons. Ces touches habiles et vraiment saisissantes ont disparu, et pour les retrouver, il faudrait remonter aux temps florissants des premiers maîtres de l'art, au temps d'Hippocrate, de Galien, d'Arétée et de leurs dignes successeurs Boerhaave, Hufeland, Borsieri, Barthez, etc., etc.

Bossuet disait à son illustre élève, en parlant des mots de la grammaire française : « Je discute volontiers les mots ; les mots représentent les idées, et les idées gouvernent le monde. Quand vous viendrez à manier non plus les paroles mais les choses, vous en troublerez tout l'ordre ; aujourd'hui vous placez mal les mots, demain vous placerez mal les choses. » Eh bien! ce que Bossuet disait des mots, on peut le dire des principes de la médecine, qui sont à la pratique ce que les mots sont au discours. Ainsi donc, mettez-vous au courant des principes, c'est-à-dire de la théorie, car autrement vous troublerez en médecine l'ordre des choses!

Tout praticien vante à loisir sa vigoureuse pratique, mais qu'est-ce au fond, la plupart du temps, que sa pratique personnelle, si exclusive, si déclassée, si dépourvue de liens qui la rattachent à celle de ses congénères... C'est bien souvent une habitude maniaque de recommencer servilement le lendemain ce qu'on a déjà fait la veille!... Laissez-nous donc vous dire que l'expérience universelle, dogmatiquement résumée dans des aphorismes qui constituent les tables mêmes de la science, est autrement féconde et enseignante que toutes ces épaves d'opinions égocratiques qui tombent sur la route et que l'orgueil de l'ouvrier voudrait faire passer pour autant d'articles de loi. Mais lisez plutot Zimmermann, le poëte de l'expérience, et il vous apprendra ce que vaut cette expérience d'un homme, cette expérience abécédaire, dont quelques-uns sont si jaloux et si fiers !.. Il vous dira que pour celui qui connaît toute l'étendue de l'art et ses difficultés immenses, l'expérience non pas d'un homme mais d'un siècle, équivaut à peine à celle d'un jour dans la balance des temps...

Nunc intelligite !

Maintenant qu'il nous soit permis de demander pourquoi on n'a pas entendu à l'Académie les hommes en possession du haut enseignement? Pourquoi, par exemple, M. le professeur Andral n'a pas réclamé la parole dans une question qui incombe aussi étroitement à la pathologie générale? Pourquoi M. le professeur Malgaigne, le prince des historiens, n'a pas fait vibrer tout l'auditoire des hautes et fortes notes de l'histoire? Pourquoi, enfin, on a pu compter tant de sourds et tant de muets alors qu'il s'est agi d'une question qui s'étend des entrailles du genre humain aux entrailles mêmes de la médecine? Ah! c'est que l'instruction, l'esprit et la faconde ne suffisent pas encore pour aborder sérieusement les choses qui engagent la réputation et la conscience; c'est que pour résoudre avec honneur de pareilles questions, il faut non-seulement posséder de grandes lumières, mais posséder avant tout une foi vive, profonde, intime et chaleureuse en la science qu'on professe ; or c'est précisément ce fruit de la *grâce scientifique* qui manque absolument à la plupart des hommes qui marchent aujourd'hui à la tête de la médecine!.. Ils ne croient pas!...

Au moment de livrer ce manuscrit, nous recevons l'article suivant, textuellement extrait du journal *la Patrie* (27 mai 1858) :

« Depuis trois mois les journaux de médecine regorgent de discussions sans fin sur la fièvre puerpérale, et il en résulte que les plus célèbres et les plus savants ignorent jusqu'au premier mot des causes et des remèdes de cette épidémie, de cette contagion, ou de cette maladie non contagieuse... Tant d'interminables disputes, tant de formidables chocs n'ont pas même produit une étincelle de lumière! On s'est pris de bec, passez-moi cette expression, qui peut seule bien faire comprendre ce qui s'est passé *in docto corpore*... On a débité des phrases ronflantes et savantes en grec et en latin; on s'est critiqué l'un et l'autre, on a même plaisanté et ri! Plaisanter et rire d'un fléau et de pareille ignorance! Mais, du reste, la question n'a pas fait un pas, point un seul! On en est resté au sacramentel, « et voilà pourquoi votre fille est muette! » de Molière; le tout *ad minorem medicinœ gloriam...* N'est-ce pas de la haute comédie? »

Vous avez entendu, messieurs de l'Académie? Or, savez-vous bien qui vous à infligé ces dures paroles? C'est un des esprits les plus distingués de la littérature scientifique; c'est un homme très savant par des connaissances qui incombent à la médecine; c'est un écrivain sérieux qui unit à de brillantes et fortes qualités littéraires, un sens délicat et profond de critique; en un mot, c'est Henry Berthoud.

Eh bien! soyons sensés, profitons d'un avertissement plus sympathique au fond que désobligeant, et sachons reconnaître qu'il est grand temps de mettre une sourdine à nos dissensions bruyantes, et de retremper notre raison à la source éternelle des vérités que nous devons au génie de ceux que les siècles et la postérité ont proclamé les maîtres de l'art.

———

Dans un des paragraphes précédents, nous avions exprimé le vœu qu'un rapporteur général résumât les débats de l'Académie et en fît sortir des conclusions fondamentales ; M. Guérard a résolûment abordé ce travail difficile et dans un rapport qui n'était pas encore publié quand nous avons livré notre manuscrit à l'impression, il a brillamment repris et savamment commenté les points principaux de cette grande question de la fièvre puerpérale !... Question palpitante, s'il en fût jamais, dont la verve gauloise et le sarcasme des orateurs et des critiques se sont vivement emparés, question retentissante qui est devenue bientôt, par le choc des réparties, comme une espèce de folie dramatique en seize tableaux, qui a su passionner l'Académie, la presse et le public pendant plus de quatre mois !... Voici les termes abrégés du rapport de M. le docteur Guérard :

« Sur quatre accoucheurs qui ont pris part à cette discussion, trois professent une même doctrine, la doctrine de l'essentialité ; ce sont MM. Danyau, Depaul et Paul Dubois. Cette doctrine est remarquable par sa simplicité, sa netteté et sa lucidité ; elle se réduit à ceci : chez les femmes accouchées, il y a plusieurs ordres de phénomènes pathologiques : les uns bénins, les autres extrêmement graves. Parmi ces derniers, il en est un qui apparaît ordinairement au dixième jour après les couches, c'est l'intoxication septique ! Deux autres ordres de phénomènes se montrent à l'époque où apparaît la fièvre puerpérale : l'un est l'embarras gastrique, il se montre du second au troisième jour; l'autre est l'état inflammatoire; mais rien de tout cela n'est la fièvre puerpérale!

» La métrite, l'ovarite, la péritonite, observées avec la fièvre puerpérale, ne la constituent pas non plus; elles la compliquent; l'infection putride et l'infection purulente ne sauraient, de même, être confondues avec la fièvre puerpérale. D'autre part, on ne peut admettre de similitude entre la surface interne de l'utérus après l'accouchement et une plaie ordinaire, car lorsque le délivre est expulsé, il n'y a pas de rupture, mais un simple décollement d'avec le placenta des vaisseaux maternels qui bientôt s'affaissent pour s'oblitérer ensuite par un dépôt de lymphe plastique. »

Qu'est-ce donc que la fièvre puerpérale? existe-t-il une maladie à laquelle il faille réserver ce nom? Oui, certainement, voilà les caractères de cette entité :

« Son invasion se fait brusquement, et on peut l'observer tout aussi bien avant l'accouchement ou pendant le travail que dans les premiers jours des couches. Elle jette le trouble presque instantanément dans les principales fonctions; l'accélération du pouls est portée d'emblée à 120 ou 140 pulsations; la respiration présente un embarras remarquable; les idées se troublent, elles se perdent dans un subdélirium qui cache aux malades, et trop souvent aux assistants, la gravité de l'affection; il n'y a pas de réaction franche, et les antiphlogistiques, loin d'être utiles, précipitent, au contraire, la terminaison fatale.

» En résumé, la fièvre puerpérale est caractérisée par l'époque de son invasion (avant le huitième jour), par l'évolution et la nature de ses symptômes; par ses caractères anatomiques, consistant en une *altération du sang* inconnue dans sa nature et se traduisant par la formation rapide du pus.

» La fièvre puerpérale est produite par un miasme puerpéral qui est dû à l'action combinée des influences atmosphériques et des conditions dans lesquelles se trouvent les femmes en couches.

» Le caractère contagieux de la fièvre puerpérale et la rapidité de la marche des accidents ne pourraient-ils pas la faire comparer à un empoisonnement ? à celui, par exemple, qui succède à la morsure d'un serpent de la Martinique, du Bothrops lancéolé qui, d'après le savant docteur Rufz, fait périr chaque année un nombre considérable de personnes ? Peu de temps après la morsure, le sang est décomposé ; en moins de deux heures, le membre piqué est tuméfié, crépitant ; le sang épanché hors de ses vaisseaux est en grande partie transformée en pus ! Ce qu'il y a du moins de certain, c'est une grande analogie entre la piqûre du Bothrops et la fièvre puerpérale. Ainsi, après la morsure du serpent, il n'y a pas toujours des accidents locaux, mais ils sont au contraire très souvent remplacés par des accidents nerveux généraux, absolument comme dans la fièvre puerpérale.

» La fièvre puerpérale et les accidents puerpéraux ont un caractère épidémique et infectieux. Dans l'opinion de beaucoup de médecins, elle est transmissible par infection et par contagion.

» Il n'existe pas de traitement formulé, unique et spécial contre la fièvre puerpérale ; les médecins s'inspirent des indications qui naissent des circonstances, et font la médecine des symptômes ; mais jamais ils n'abandonnent leurs malades, et jamais ils ne désertent leur poste ! Ils trouvent, dans une prophylaxie générale bien entendue, d'excellents secours.

» Maintenant faut-il ou ne faut-il pas supprimer les Maternités ? Faut-il créer hors de Paris de petits établissements pour douze ou quinze femmes au plus ? Ce système, appli-

qué à Saint-Louis, a donné d'excellents résultats... Toutefois, la question de l'encombrement est encore bien obscure !
Du reste, cette haute et délicate question préoccupe vivement l'Académie, qui a nommé une commission destinée à examiner les travaux qui lui ont été envoyés à l'occasion de la discussion actuelle, ainsi que les propositions formulées par ses propres membres. Cette commission est composée de MM. Cruveilhier, Danyau, Davenne, Depaul, Paul Dubois, Guérard et Hervez de Chégoin. »

Pour nous, après avoir tout étudié et tout médité, il résulte, non de la lettre et non des termes du rapport de M. Guérard, mais bien de l'esprit des débats de l'Académie, et surtout de l'analyse scientifique des opinions de M. Guérard et de ses douze collègues militants ; il résulte disons-nous :

Premièrement, qu'il faut admettre : 1° un *état puerpéral* et des accidents puerpéraux consécutifs ; 2° une fièvre puerpérale légitime (entité qui n'a d'autre raison d'être que l'absorption des lochies ou du lait) ; 3° des fièvres puerpuérales épidémiques ; 4° un typhus puerpéral.

Secondement, que la fièvre puerpérale est une fièvre essentielle d'origine et de nature miasmatique.

Troisièmement, que l'état puerpéral est produit par le fait de la gestation et de la parturition ; que la fièvre puerpérale est déterminée par des causes spéciales ou spécifiques *infectieuses* qui agissent sur le sang, le vicient, le décomposent et provoquent un tolle général, c'est-à-dire une fièvre, une réaction générale ; que *ces causes spéciales*, que ces agents toxiques à la recherche desquels l'Académie s'est épuisée depuis quatre mois par des marches et des contre-marches incessantes, mais sans jamais sortir du même horizon, ne sont autres que la *matière* des *lochies* ou du *lait*, altérées ou détournées de leurs voies naturelles ; que les épidémies de fièvres puerpérales, nées du génie épidémique régnant se lient étroitement à des constitutions atmosphériques ou médicales. Enfin, que le typhus puerpéral, véritable bâtard de la fièvre puerpérale, est le produit accidentel des miasmes putrides qui se forment des émanations et des exhalaisons de toutes ces femmes nouvellement accouchées et imprudemment entassées dans des salles trop étroites, mal aérées ou mal exposées !

Quatrièmement, que la fièvre puerpérale légitime et vraie n'est *pas contagieuse;* que les fièvres puerpérales épidémiques le deviennent quelquefois; que le typhus puerpéral est transmissible soit par infection, soit par contagion.

Cinquièmement, que chacune de ces affections : l'*état puerpéral*, la fièvre puerpuérale légitime, la fièvre puerpérale épidémique et le typhus puerpérual, réclament un *traitement spécial* ou *différent*.

Sixièmement, que la prophylaxie générale, bien entendue, est souveraine et qu'elle doit être l'objet constant des efforts du médecin, avant, pendant et après les affections puerpérales.

Telles sont nos dernières conclusions ; elles sont *absolues* et ne font, en réalité, que corroborer celles que nous avions exposées avant d'avoir pris connaissance du rapport de M. Guérard.

Nous voudrions retenir, revoir et retoucher toutes ces lignes à peine ébauchées, dont le style redondant et quelquefois emporté, accuse trop notre impatience d'en finir ; mais, la pression des circonstances, les exigences de l'actualité, quelques projets, des tristesses, et enfin des devoirs, *s'opposent énergiquement* à nos si justifiables désirs !... Et ces pages *incorrigées nous échappent !*... Puissent-elles, du moins, rencontrer sur le seuil, la bienveillance et l'indulgence active des lecteurs !

TABLE DES MATIÈRES.